ÉTUDES PRATIQUES

L'ÉLECTRICITÉ MÉDICALE.

ÉTUDES PRATIQUES

SUR

L'ÉLECTRICITÉ MÉDICALE.

PARAPLÉGIES.

PARALYSIES TRAUMATIQUES DES NERFS MIXTES.

PAR

Le Dᵣ A. PASSAQUAY,

Ancien interne de l'Hôtel-Dieu de Lyon,
Membre correspondant de la Société impériale de Médecine
de la même ville,
Membre du Conseil départemental d'hygiène du Jura,
Médecin cantonal et de l'hospice
de Lons-le-Saunier.

LONS-LE-SAUNIER,

IMPRIMERIE ET LITHOGRAPHIE DE FRÉDÉRIC GAUTHIER.

1858.

À Messieurs les membres de la société impériale de médecine de Lyon [1].

MESSIEURS ET TRÈS-HONORÉS CONFRÈRES,

Profondément reconnaissant de l'honneur que vous avez bien voulu me faire, en m'admettant, il y a deux ans bientôt, parmi vous en qualité de membre correspondant, j'avais pensé qu'il était de mon devoir de réunir, dans la modeste sphère où je suis placé, tous mes efforts pour reconnaître cette insigne faveur; et déjà l'an passé j'avais envoyé, pour vous être adressée, à mon confrère et ami le docteur Bouchacourt, une observation de paraplégie traitée et guérie par la fadarisation électrique. Mon confrère ayant pensé que ce

(1) Par décision de la Société, conformément aux conclusions de M. le docteur Philipeaux, rapporteur de la commission, la première série de ce travail a été insérée dans le numéro 20 (octobre 1857) de la *Gazette médicale lyonnaise*, organe de la Société impériale.

fait, malgré l'intérêt qu'il pourrait offrir, serait mieux apprécié s'il était accompagné de réflexions pratiques, je dus céder à ce conseil d'ami, et attendre que les exigences de la pratique médicale me permissent de faire mieux. Je n'ai qu'à m'applaudir aujourd'hui de l'avoir suivi, puisque, au lieu d'une observation isolée, j'ai l'honneur de vous soumettre, Messieurs, d'abord plusieurs faits identiques et confirmatifs du premier, une série d'observations de thérapeuthique électrique, précédée et suivie de quelques considérations générales découlant naturellement de ces faits eux-mêmes.

Je désire vivement que l'intérêt pratique et d'actualité de ce petit travail domine à vos yeux l'imperfection de la forme, et soit accepté par vous, dans tous les cas, comme une preuve de la bonne volonté de votre très-humble et très-dévoué confrère.

——oo〇oo——

A Monsieur le docteur Duchenne,
de Boulogne.

Très-honoré maître,

Permettez à un disciple inconnu, qui n'en est pas moins un de vos plus sincères admirateurs, de placer votre nom à côté de ceux de nos confrères lyonnais, en tête de ce petit travail, dont la meilleure part appartient à l'auteur de l'*Électrisation localisée*.

Lons-le-Saunier, 29 janvier 1858.

PASSAQUAY,
D. M. P.

CONSIDÉRATIONS GÉNÉRALES.

Autant on s'accorde généralement à reconnaître dans le monde médical la valeur de l'é-
lectricité appliquée à la thérapeuthique, et à
lui prédire le plus brillant avenir, autant on
diffère d'opinion quand on en vient à la pratique, et qu'il s'agit de poser les indications de
son emploi, ou de choisir entre les divers appareils destinés à la produire.

Conduit par mon goût particulier, autant
que par un certain enchaînement de circonstances, à me servir le plus souvent avec avantage de ce précieux agent, j'ai dû, à chaque
succès nouveau, m'étonner de rester isolé
dans un rayon très-étendu, et rechercher avec
quelque soin les causes qui pouvaient, en
éloignant tant de médecins recommandables
de la pratique électrique, s'opposer à sa vul-
garisation.

Il m'a semblé qu'en première ligne on devait placer cette regrettable divergence, ce

conflit d'opinions contradictoires, récits exagé-
rés, observations fabuleuses d'une part, né-
gation absolue de l'autre ; le tout donnant lieu,
en résumé, à une sorte de cahos au milieu
duquel on ne saurait se reconnaître.

La thérapeutique étant le but, le résumé,
le fruit de la science, nos efforts tendent naturellement à son perfectionnement ; et, pareil
à l'ouvrier d'un grand édifice, chaque membre du corps médical lui doit compte de ses
travaux, de ses succès et même de ses revers.
C'est sous l'empire de cette conviction, honoré
d'ailleurs et encouragé par la bienveillance
d'illustres collègues, que j'ai cru devoir con-
sacrer à signaler et à combattre ces tendances
fâcheuses, le fruit de quelques travaux et d'un
peu d'expérience. Mais auparavant, disons
quelques mots des objections adressées, à tort
ou à raison, à cette nouvelle branche de la
pratique médicale.

Beaucoup de médecins négligent l'électricité, parce qu'il leur faudrait, *disent-ils*, recommencer des études spéciales, ou tout au
moins se mettre au niveau des progrès de la
science. L'éloignement des centres scientifi-

ques pour les uns, la perte de temps, de nouveaux frais à faire pour un certain nombre peu aisés, pour beaucoup les exigences professionnelles, tels sont les motifs réels, diraient-ils s'ils osaient être sincères, de leur abstention. Si l'on y ajoute l'âge, l'apathie, l'esprit d'opposition que nous rencontrons quelquefois, enfin la crainte d'être taxé de charlatanisme, nous aurons parcouru à peu de chose près le cercle des antipathies.

Tout en admettant dans une certaine mesure la valeur de quelques-uns de ces motifs, et sans avoir la prétention d'imposer à tous les praticiens une instrumentation entraînant après elle une sorte de spécialité, je suis autorisé à penser qu'un certain nombre de mes confrères, placés dans des conditions favorables, arriveraient plus facilement qu'ils ne le croient à tirer parti de la médecine électrique, s'ils voulaient prêter l'oreille aux documents positifs qui déjà sont acquis à la science.

Il n'est pas nécessaire d'être un savant, un physicien émérite, pour manier d'une manière passable les appareils si commodes et si portatifs que nous possédons depuis quelques années. Quelques études attentives, quelques expériences sur les animaux, ou mieux encore celles dont on peut être témoin sur l'homme, une grande prudence voisine de la timidité en commençant, la lecture des ouvrages nouveaux, et en particulier de celui de **M.** Duchenne (*Électrisation localisée*) (1), en voilà assez pour arriver dans un certain temps à de bons résultats.

Quand je songe aux difficultés sans nombre, aux embarras qu'il m'a fallu surmonter à mes débuts dans la carrière, n'ayant à ma disposition qu'une pile à auges (laquelle en 1839 — je frémis de l'anachronisme — m'avait été envoyée de Paris comme l'instrument le plus nouveau et le plus commode), que je ne réussissais pas toujours à faire marcher et à graduer jamais, n'ayant au bout de mes fils que des plaques de cuivre ou des tiges

(1) L'ouvrage plus récent de M. le docteur Becquerel, *Traité de l'électricité* (Paris, 1857). — Les études électriques de M. le docteur Philipeaux (Lyon, 1857), travail écrit avec un talent et une précision remarquables, contenant des faits curieux et pleinement confirmatifs des découvertes de M. Duchenne. — L'article concis et substantiel du traité de thérapeutique en matière médicale de Bouchardat (nouv. édit., 1856), ayant pour titre : *Électricité médicale*, rédigé par mon compatriote le docteur Morétin, etc., etc.

de même métal enfilées dans des tubes de verre, ne connaissant d'autres excitateurs humides que les susdites plaques ou olives revêtues de rondelles de linge mouillé, sans maître, sans guide autre que mes vieux livres de physique et un ouvrage du docteur Coudret, sur une méthode nouvelle de soutirer l'électricité animale ; quand je compare cette enfance de l'art avec les ressources actuelles, les piles à auges ou à colonne avec l'appareil de MM. Legendre et Morin, instrument si sûr, si égal dans ses effets, et cependant si réduit qu'on le prendrait pour un très-petit nécessaire de voyage, j'éprouve, je l'avoue, une véritable satisfaction d'amateur, et je trouve dans cette antithèse la meilleure et la plus encourageante réponse à la plupart des objections soulevées ci-dessus.

Quant au charlatanisme, la question est trop vaste et trop générale pour que j'aie à la traiter ici. Les forbans de la médecine exploitent l'électricité comme tout autre moyen dont ils peuvent tirer parti. Que n'ont-ils pas exploité à leur profit, travesti, ravalé à leur image ou à leur niveau, et jusqu'où iront-ils, si une loi plus protectrice des intérêts de l'humanité et des nôtres, ne vient enfin mettre un terme à leurs envahissements progressifs ?

Est-ce une raison toutefois pour leur abandonner la partie? Non, certes : car, que nous resterait-il, si l'on procédait ainsi? Je prétends, moi, que plus il y aura de vrais médecins électriciens, plus le nombre des faux frères diminuera. Je sais une grande ville qui possède quelques rares praticiens instruits et de bon aloi adonnés à cette spécialité ; mais si leur nombre était plus en rapport avec le chiffre de la population, verrait-on la science tomber entre des mains infidèles, et d'ignares marchands faire fureur avec la roue de verre et les secousses sorties de l'antique bouteille de Leyde ?

Ce coup d'œil rétrospectif me rappelle un article inséré il y a un an environ dans la *Gazette médicale de Lyon*, ayant pour titre : *Notes sur les appareils électro-magnétiques*, etc. (1) L'étrangeté des opinions, émises har-

(1) Notes sur les appareils électro-magnétiques et sur leur application à la médecine, par M. Le Riche.

Gaz. méd. de Lyon, n° 11, 1856, p. 213.

diment et presque sous forme d'aphorismes, dans ces quelques lignes, sans autre preuve à l'appui qu'un fait, un seul fait peu signifi-catif, demandait une prompte et énergique ré-ponse. J'aurais pu l'entreprendre peut-être, et ce n'est pas l'envie qui me manquait. Je crus devoir céder la plume à de plus dignes; per-sonne cependant que je sache n'est entré dans la lice. Ce qui n'a été fait ni par moi ni par d'autres alors, je ne puis m'empêcher de l'ef-fleurer en passant aujourd'hui. Cette note di-sait entre autres choses (1er paradoxe) : 1° qu'à part l'avantage qu'ils ont d'être maniés et dosés plus facilement, les appareils nouveaux n'a-vaient point avancé la science; 2° qu'à l'excep-tion (2e paradoxe) d'une action moins vive sur la rétine, et la faculté d'obtenir par eux une sorte de gymnastique sans fatigue et presque sans douleur, nous n'avions fait aucun progrès. Nos appareils, concluaient-ils, *n'ayant au-cune espèce de tension électrique, étaient insuffisants, impuissants* : restait à en créer d'autres.

Les observations de la première série, que j'ai hâte d'aborder, devant, à mon avis, battre en

brèche ces étonnantes allégations, je me bornerai à demander à l'honorable auteur de la note
comment il se fait que sa pratique médicale
l'ait amené à formuler des conclusions à peu
près diamétralement opposées, je ne dis pas
seulement aux miennes, ce serait peu, mais
à celles des électriciens les plus distingués ;
que des instruments avec lesquels on arrive
à une activité adéquate au plus grand nombre
des besoins thérapeutiques, dont un homme,
quelque fort qu'il fût, ne pourrait supporter
sans danger ou au moins sans inconvénient,
comme je m'en suis assuré plus d'une fois,
soit les courants au maximum, soit les chocs à
intermittences éloignées ; que ces instruments,
dis-je, il les dédaigne au point de les appeler
joujoux d'enfants (sic).

Mais l'auteur va plus loin : non content de
fouler aux pieds notre arsenal actuel, qui a son
mérite cependant, quoiqu'il ne soit pas, je
l'avoue, le dernier mot de la science, il se plaît
à confondre dans la même réprobation le
fluide électrique lui-même, quelles que soient
sa source et la forme de ses agents pro-
ducteurs. « L'électricité, dit-il, est un corps

inerte comme médicament ; c'est un agent physique susceptible d'être remplacé par tout autre moyen qui n'a, comme elle, d'action que sur les effets et non sur les causes des maladies. »

Nous ne voulons pas entamer une discussion malgré tout passionnante ; peut-être nous sommes-nous déjà trop avancé. Mais que l'agent électrique, en tant que moyen thérapeutique, attaque la cause ou l'effet de cette cause, peu nous importe, s'il guérit. Pense-t-on que l'opium, en anéantissant l'élément douleur, en combatte de front la cause, qui est si multiple ? Je citerais dans la pratique médicale une foule de comparaisons aussi saisissantes, n'était le manque de temps et d'espace : deux mots, et j'ai fini.

Où trouver, pour remplacer l'électricité, cet agent ou ces agents comme elle capables de simuler l'inervation, de la suppléer, de la recharger, si je puis ainsi dire ? Enfin, puisque dans le cas cité on dit avoir manqué de tension électrique, pourquoi n'avoir pas adjoint à la pile unique, dont on s'est probablement contenté, une ou deux autres piles qui auraient

2.

doublé et triplé cette tension ? (1) On eût réussi, je pense, comme j'ai réussi moi-même dans des cas aussi graves, non que je dédaigne cependant les appareils à grande tension, nécessaires dans quelques cas exceptionnels ; seulement je combats les conclusions.

(1) Beaucoup de personnes ignorent que l'instrument Legendre, même le plus petit modèle, peut, au moyen de communicateur, fonctionner avec 2, 3 et même 4 piles au lieu d'une seule.

ÉTUDES PRATIQUES

SUR

L'ÉLECTRICITÉ MÉDICALE.

Iʳᵉ PARTIE.

PARAPLÉGIES.

De toutes les espèces de paralysie, il n'en est point de plus fâcheuse dans ses conséquences que celle qui anéantit le mouvement des membres inférieurs. Outre l'impossibilité absolue de locomotion, souvent même le séjour forcé au lit, qui entraînent à la longue l'atrophie musculaire, les escarrhes dans la région sacrée, le dépérissement et la défaillance lente et successive des organes, la complication plus ou moins fréquente de paralysie de la vessie et du rectum amène des infirmités plus redoutables que la mort même. Quoiqu'on ait réussi quelquefois, et, il faut le dire, assez rarement, à guérir ou à soulager ces sortes d'affections par les moyens ordinaires, il n'est pas de médecin qui, placé au chevet d'un de ces malheureux paralytiques découragés et épuisés par l'insuccès des sétons, cautères, moxas et *tuti quanti*, n'ait gémi de l'impuissance de l'art. C'était donc bien mériter de la science et de l'humanité, que trouver un agent curatif plus actif, plus puissant et d'une application moins douloureuse ; cet agent, c'est l'électricité. Connue depuis longtemps , mais mal appliquée, vingt fois reprise et abandonnée, la médecine électrique n'est entrée dans une voie de progrès que depuis l'invention d'instruments plus faciles à manier, à doser, et surtout depuis les beaux travaux de **M.** Duchenne, de Boulogne.

La paraplégie est souvent le résultat d'une lésion de la moelle ou de ses membranes ; mais elle peut dépendre d'autres causes : d'un état hystérique, d'une modification nerveuse particulière difficile à définir, mais sans caractère hystérique ; d'une affection rhumatismale, chlorotique, syphilitique, d'un épuisement nerveux pouvant lui-même reconnaître diverses causes, telles que les excès vénériens, l'onanisme, une alimentation insuffisante, la privation volontaire ou forcée du mouvement des membres, une lésion des viscères abdominaux et en particulier de l'appareil génito-urinaire (voyez R. Leroy d'Étiolles, *Des paraplégies.* — Paris, 1856-1857), enfin, une cause traumatique. **M.** Duchenne a donné à toutes celles qui ne dépendent ni d'une lésion de la moelle, ni de l'hystérie, ni d'une cause traumatique, le nom de paraplégies essentielles. Après avoir rapporté chacune des observations qui font la base de ce mémoire, je hasarderai quelques réflexions au point de vue diagnostique et pratique.

CHAPITRE Iᵉʳ.

PARAPLÉGIES INDÉPENDANTES D'UNE LÉSION SPONTANÉE OU TRAUMATIQUE DES CENTRES NERVEUX.

Obs. I. — *Paraplégie complète avec anesthésie des téguments des membres inférieurs datant de trois ans, affaiblissement général, insuccès d'une foule de traitements. Guérison radicale en deux mois par la faradisation.*

Mademoiselle X..., douée d'une constitution éminemment nerveuse et impressionnable, en même temps que d'une remarquable intelligence, à part les souffrances physiques et morales inhérentes à sa nature, n'avait jamais éprouvé de grave dérangement dans sa santé, lorsque, à l'âge de vingt ans environ, elle fut prise d'une gastralgie rebelle et fort intense, qui faillit compromettre ses jours (1). Huit ans après (en 1851), à la suite de grandes fatigues, d'efforts renouvelés pour soulever une malade, elle ressentit de violents maux de reins, puis une sensa-

(1) Tout l'historique de cette observation est dû à la rédaction de mademoiselle X.... elle-même, jusqu'au moment où commence le traitement électrique.

(Note de l'auteur.)

tion de chaleur brûlante à l'épigastre. Traitée à Paris, où elle se trouvait alors, par les antispasmodiques, les réfrigérants, etc., l'état fébrile et aigu fit place, au bout de quelques jours, à une nouvelle attaque bien confirmée de gastralgie, avec vomissements et presque impossibilité de digérer même les liquides. Cet état dura deux mois, et quand un léger amendement se manifesta dans les fonctions de l'estomac, apparurent à des intervalles assez rapprochés des douleurs tantôt sourdes, tantôt lancinantes, circonscrites dans les quatre dernières vertèbres dorsales. Bientôt les jambes acquirent un degré prononcé de maigreur, la peau devint pâle et peu sensible au toucher; la malade pouvait les mouvoir encore, mais il lui était impossible de prendre la position verticale sans s'exposer immédiatement à des *crises* (*sic*), des suffocations et des défaillances, puis à des douleurs d'estomac inexprimablement aiguës. Revenue ou plutôt ramenée couchée à Lyon, à peu près dans le même état, elle essaya en vain l'homœopathie, qui, par les soins du docteur Des Guidi, l'avait, lors de sa première gastralgie, notablement soulagée. Le traitement conseillé ensuite par deux des médecins distingués de la même ville, MM. Richard de Nancy et Bonnet, traitement qui consista, pour le premier, dans l'emploi intérieur et extérieur d'antispasmodiques, et, pour le second, dans l'hydrothérapie à domicile, et qui restèrent sans influence, nous porte à croire que nos savants confrères ont voulu combattre une affection plutôt névropathique que phlegmasique. Elle se fit ramener en Franche-Comté, plus épuisée que jamais : vomissements, céphalalgie, fièvre erratique, élancements au cœur, crises d'estomac de douze à quinze heures, douleurs chaudes, sourdes ou lancinantes dans le dos, s'irradiant quelquefois jusqu'aux jambes, défaillances prolongées, insomnies, constipation, amaigrissement, pâleur extrème, faiblesse générale, paralysie des extrémités.

Dix mois ainsi, elle attendait la mort, refusant tout secours médical.... En juillet 1853, quelques bains des eaux salines de notre ville semblent améliorer l'état de l'estomac; la faiblesse diminue. Séjour, en octobre, à Bourg-en-Bresse, où les douleurs de l'épine reviennent plus fortes que jamais, sous deux formes bien distinctes: l'une semblable à une rage de dents accompagnée d'une agitation qui la forçait de se tordre comme un ver (*sic*); l'autre, sensation d'un liquide bouillant remontant du dos à la tête, congestionnant le cerveau, allant jusqu'au délire, etc., etc.

En juin 1854, séjour à Salins, où mon excellent ami et savant confrère le docteur Germain, après un examen minutieux et prolongé, lui donne une consultation en tête de laquelle nous lisons : rachialgie primitive, myélite subinflammatoire *dorso-lombaire consécutive ;* suivent les détails à l'appui de ce diagnostic et les conseils thérapeutiques, qui consistent dans quelques émissions sanguines locales à très-petites doses, suivies de frictions sédatives et de douches locales en arrosoir. Douleurs de tête atroces, crampes plus fréquentes et plus tenaces dans les jambes, rachialgie plus poignante, augmentée par la pression et le mouvement, fièvre rémittente avec accès et transpirations nocturnes abondantes : voilà, dit notre malade, le fruit de cet essai des eaux de Salins, et l'état dans lequel elle revint dans notre ville, où, découragée profondément, elle ne suivit des prescriptions de notre confrère qu'une partie, dont elle ne retira que peu de bénéfice. Un mois plus tard, l'application *loco dolenti* d'un emplâtre de ciguë et belladone, conseillé par un médecin de cette ville, donna lieu, au bout de quelques heures, à des symptômes effrayants d'empoisonnement, caractérisés par un désordre dans les fonctions de tous les organes essentiels. « A la suite de cet accident, dit la malade, je tombai dans une prostration complète, physique et morale ; les facultés intellectuelles s'éteignirent, au point que j'échappai au sentiment de mes tortures.... Je ne puis dire ce qui se passa pendant les deux mois qui suivirent.... »

Ce fut le 2 octobre 1854, que mon ami et confrère l'abbé Pachod, médecin et aumônier des pauvres de notre ville, m'entraîna plutôt qu'il ne me conduisit, pour voir une malade considérée par tout le monde comme incurable. Trop perspicace pour n'en être pas elle-même persuadée, elle m'avoua qu'elle ne me faisait appeler que pour l'acquit de sa conscience, qu'elle n'avait aucun espoir et ne se résoudrait à aucun moyen douloureux, tels que cautères, moxas, etc., avec lesquels elle avait fait, sans aucun succès, ample connaissance. Je lui proposai l'électricité, que j'avais employée depuis quelques années. Elle accepta, et je la quittai bien décidé à ne faire que quelques essais, et à ne pas compromettre par un insuccès cette thérapeutique nouvelle, que je considérais comme pleine d'avenir, mais insuffisante dans un cas pareil. En effet, il y avait 35 mois que mademoiselle X... était dans son lit : sa maigreur, sa pâleur, sa faiblesse étaient inexprimables; fièvre lente, insomnie, rachialgie s'exaspérant au moindre mouvement, anesthésie presque complète de l'enveloppe tégumentaire du bas des cuisses aux orteils, etc., etc. Je commençai cependant quelques séances très-courtes et à un degré faible, que le peu de sensibilité du système cutané et musculaire me permit d'augmenter rapidement aux jambes et aux pieds, n'osant pas tâter tout d'abord l'excessive impressionnabilité du rachis; je me servis d'un petit appareil d'induction très-simple, moins avantageux que ceux de MM. Duchenne, Legendre et Morin, mais ayant son mérite, en ce sens que les intermittences du courant peuvent être réglées par la main. Les affaires, les préoccupations de la pratique médicale (époque du choléra dans notre pays), puis aussi le manque d'espoir, m'empêchèrent d'être exact. Je le devins cependant, lorsqu'après dix à douze séances, Mademoiselle X.... me dit, à ma grande surprise, qu'elle avait pu se tenir dans un fauteuil; je redoublai de zèle, j'appliquai les fils sur les vertèbres, où ils furent supportés, alternant ainsi avec les jambes. Dans les premiers jours de novembre, la malade m'assura qu'elle irait à la messe le 19 du même mois, ce qui me fit sourire d'incrédulité, et ce qui eut lieu cependant avec l'aide d'un bras seulement. Nous continuâmes avec persévérance (nous avions alors vingt séances). A partir de cette époque, les progrès furent si sensibles, non seulement sous le rapport des forces locomotrices, mais de celles des muscles en général et des organes en particulier, — le teint, la coloration, la *dynamie* générale changèrent tellement, que notre intéressante malade bientôt put sortir tous les jours et jeter dans l'étonnement ses amis, qui avaient peine à la reconnaître. Aussi, à la fin de décembre, après quarante-une séances, nous considérâmes la guérison comme assurée; nous dûmes suspendre, et ne reprîmes qu'en février et mars pour la consolider, et de plus quelques séances sur l'épigastre, qui réussissaient admirablement à calmer la gastralgie rebelle et à favoriser les digestions, souvent pénibles et laborieuses. Mais depuis longtemps ont disparu les douleurs spinales ; les membres abdominaux ont repris leur développement et leur force normale ; et nous apprenons avec bonheur que Mademoiselle X...., qui est à Lyon depuis six semaines, est complètement rétabli d'une chute sur le dos, qui n'a heureusement réveillé que les terreurs de ses souvenirs,

Disons, en terminant, que la conservation, en dépit de la faiblesse générale des fonctions de la vessie et de l'intestin, et la continuation de la menstruation presque régulière, quoique peu abondante, étaient pour nous les seuls motifs de ne point désespérer (1).

Cette observation a été recueillie le 1er mars 1856. Depuis cette époque, la guérison s'est maintenue parfaite; malgré un assez mauvais état de l'estomac, les forces en général et celles des membres inférieurs en particulier, ont plutôt augmenté que diminué.

Cette paralysie était-elle due à une véritable affection du rachis? Malgré l'avis émis par des confrères habiles et mes propres craintes avant le traitement, je crois qu'on peut répondre négativement. Il me paraît rationnel de penser que, dans cette hypothèse, nous n'eussions pu, par quelque moyen que ce fût, obtenir la cure en si peu de temps.

(1) Cette cure a paru si extraordinaire dans notre bonne ville de L... qu'elle a, dans un certain monde, trouvé des incrédules et obtenu les honneurs du cancan. Ne pouvant comprendre qu'un médecin qui n'est ni Russe ni Bulgare, mais tout bonnement de son pays, c'est-à-dire simple Franc-Comtois, ait eu l'audace de traiter par un moyen peu connu et même de guérir une malade alitée depuis 3 ans et abandonnée (ce mot dont le public abuse n'est ici que juste) de la médecine, on a été naturellement amené à chercher la solution de cette énigme. Or, voici ce qu'on a trouvé de plus clair, de plus plausible : Mademoiselle X..., que je n'avais jamais vue, et qui ne me connaissait pas avant le jour où je lui ai fait ma première visite de médecin, a eu la bonté, la persévérance, *sans y être obligée par aucune maladie*, de rester dans son lit 35 mois, de subir les conséquences d'un tel dévouement pour un inconnu, consultations, voyages, traitements douloureux, frais considérables, etc., etc., le tout pour arriver un beau jour à ma glorification électrique. En vérité, cela est admirable, et c'est le cas de dire:

Si non è vero, e benè trovato.

(*Note de l'auteur.*)

Était-elle hystérique?

La constitution nerveuse, l'exquise impressionna-bilité de la malade, ses fréquentes attaques de gas-tralgie, la vivacité et la spontanéité des douleurs, tout, jusqu'à cette espèce d'empoisonnement par le derme, accident dont on a des exemples chez les individus placés dans des conditions particulières d'exagération de fonctions sous l'influence nerveu-se, etc., etc., tels sont les motifs qui tendraient à le faire penser. La rapidité de la guérison, eu égard à la date déjà ancienne de la paralysie, viendrait encore à l'appui de cette interprétation, si toutefois l'on par-tage l'opinion de M. Duchenne, qui affirme que de toutes les paraplégies, c'est celle qui dans quelques cas disparait le plus rapidement sous l'influence de la faradisation. « Ces cures, dit-il, sont tellement surprenantes, que si le hasard (1) ne leur faisait ren-contrer que des cas semblables, on conçoit qu'il y aurait de quoi leur inspirer une foi bien grande dans cette médication; mais la confiance que font naître de pareils faits diminue singulièrement, quand on voit cette même médication échouer complètement dans des paralysies analogues à celles dont on vient de la voir triompher si facilement. » Quant à moi, que le hasard a véritablement favorisé, comme on

____

(1) *Leur* se rapporte aux médecins électriciens.

le verra par la suite, malgré la sage et prudente réserve du maître, j'avoue ingénument n'être que peu
ébranlé dans mes convictions, et persiste à croire et
à espérer que, dans les cas dont nous parlons, l'insuccès est l'exception.

D'un autre côté, d'après la déclaration positive de
la malade, l'absence de toute attaque hystérique ou
hystériforme, la régularité de la menstruation, tendraient à la faire ranger parmi les paraplégies appelées *essentielles*. Incapable de trancher la difficulté,
j'en abandonne la solution à de plus expérimentés :
je ne pense pas, d'ailleurs, que là soit la question vraiment importante, et nous verrons plus tard si ce fait,
réuni et comparé à ceux qui vont suivre, ne peut pas
fournir quelque enseignement au point de vue diagnostique et pratique.

Obs. II. — *Paralysie incomplète des extrémités inférieures, datant de sept ans, chez un sujet lymphatico-chlo-
rotique, sans anesthésie de la peau ; amélioration très-
considérable par le traitement électrique.*

Annette Roux, 36 ans, couturière, de Conliége (Jura),
tempérament lymphatique, non scrofuleux, ayant toujours
eu une santé délicate sans affection grave, a éprouvé, il y a
sept ans, des dérangements menstruels à la suite desquels
sa santé s'est complètement détériorée : douleurs épigas·
triques, désordres digestifs, palpitations, etc.; symptômes
vagues que nous tenons d'elle sans les avoir observés, mais
que nous croyons pouvoir rapporter à une affection chlo-

rotique. Quelque temps après, la douleur se concentre aux lombes : faiblesse, tremblement des jambes, qui ne lui permettent de faire quelques pas qu'en prenant un point d'appui avec les mains sur les meubles de sa chambre, lorsqu'elle me fut amenée en décembre 1854. Le développement considérable du tissu adipeux, compliqué d'infiltration des membres inférieurs, l'état chloro-anémique de cette fille, qui, par suite de son immobilité prolongée dans une petite pièce, de maigre qu'elle dit avoir été autrefois, était passée progressivement à un état d'embonpoint remarquable, n'étaient pas faits pour m'encourager dans mes tentatives électriques; mais encore sous la première impression du succès obtenu chez mademoiselle X..., je me décidai à essayer. La faradisation cutanée me révéla, contre mon attente, une excessive sensibilité de la peau. Avec les excitateurs munis d'éponges mouillées, en variant le type des intermittences du courant de premier ordre, j'obtenais des contractions, des tremblements musculaires infiniment plus énergiques que chez le sujet de l'observation n° 1. Puis, en serrant plus ou moins la vis de l'interrupteur qui, dans l'appareil de M. Legendre, nuance et modifie avec grand avantage pour la pratique les intermittences du courant, en rendant celles-ci plus ou moins faibles et rapides, parce qu'elles servent à diminuer l'amplitude des excursions du trembleur, j'arrivai à produire des frémissements de tendons, des fourmillements très-étendus, que j'avais rarement obtenus chez d'autres malades. Au bout de dix à douze séances, l'enflure des jambes avait presque entièrement disparu, les mouvements étaient plus libres, et ce corps pesant commençait à se soutenir sur ses jambes. Obligée de suspendre le traitement, elle ne le reprit qu'au bout de deux mois dans ma maison, où je lui avais procuré un asile avec une de ses compatriotes, que je traitais par le même moyen. Les progrès devinrent bientôt sensibles ; elle put sortir et marcher même assez longtemps. Malheureusement, et pour elle et pour moi, ce sujet inconstant et peu docile quitta de lui-même le traitement électrique pour aller prendre les eaux de Bourbonne, qui ne produirent aucun effet avantageux. Nonobstant, depuis cette époque, Annette, qui était restée si longtemps à charge à sa famille, peut se suffire par son travail. Je suis bien convaincu que, malgré le poids de son corps, condition fâcheuse pour la marche, j'aurais obtenu un succès aussi complet que chez le sujet n° 1, si j'avais rencontré chez Annette la même persévérance.

Que devons-nous remarquer dans le fait qui précède? Une atonie musculaire ou même une paralysie incomplète des extrémités inférieures, suite d'un état pathologique mal défini, mais pouvant se rapporter à une sorte de chlorose, coïncidant chez un sujet lymphatique avec la conservation et même l'exagération de la sensibilité cutanée. Ce serait donc un fait de plus à ajouter à ceux sur lesquels s'appuie M. Duchenne pour affirmer que dans ces sortes de paralysies, contrairement à ce qu'on observe dans celles de la face, il est impossible, dans l'état actuel de la science, d'établir des règles, des principes diagnostiques et pronostiques, tout étant imprévu, dit-il, dans cette action thérapeutique de la faradisation localisée sur cette affection. Plus tard, je me permettrai cependant, non de poser des conclusions rigoureuses (à Dieu ne plaise, humble praticien que je suis, que j'aie une semblable prétention), mais de rechercher s'il ne serait pas possible de tirer quelque parti des observations que j'ai rencontrées. Personne ne se dissimule les *desiderata* de la science qui nous occupe. Il est donné à chacun d'essayer de les combler dans la mesure de ses moyens.

Obs. III. — *Affection convulsive épileptiforme, suivie de paralysie générale ; grande amélioration de l'état con-- vulsif et guérison de l'état paralytique.*

Joséphine B..., enfant de 10 ans, assez développée pour son âge, quoique d'un tempérament lymphatique exagéré, a éprouvé dans son enfance plusieurs attaques de convulsions accompagnées de fièvre, d'un état phlegmasique nécessitant un traitement énergique. Je l'avais perdue de vue depuis plusieurs années, lorsque, le 18 février 1856, rappelé près d'elle, j'appris qu'elle avait été soignée à plusieurs reprises par un honorable confrère, à l'occasion de la même affection que j'avais traitée plusieurs fois moi-même ; que depuis assez longtemps la marche de la maladie avait changé : les phases aiguës, alternant avec l'état normal, avaient fait place à des attaques convulsives, revenant de deux à vingt fois par jour, et ne durant que quelques minutes. Ces attaques, dont j'ai été témoin, sauf le cri initial, avaient tous les caractères d'une affection épileptique ou épileptiforme. De plus, cet état se compliquait d'une paralysie complète des membres abdominaux, de la vessie, du rectum ; les fèces délayées et les urines s'échappaient presque continuellement par les ouvertures naturelles privées de sphincters contractiles. Depuis quelques jours même, la paralysie commençait à gagner les membres supérieurs; l'enfant faisait quelques mouvements des bras, mais ses mains étaient impuissantes à saisir; la parole était lente, embarrassée, souvent inintelligible. Enfin, pour couronner le tout, le regard fixe et hébété, la bouche entr'ouverte et la physionomie tout entière annonçaient l'imbécillité, presque l'idiotisme. Je portai un pronostic grave, et fis brûler immédiatement quatre moxas sur le rachis.

Au bout de quinze jours, les attaques devenant plus fréquentes et plus prolongées, l'état paralytique avait fait de tels progrès, que la tête n'était plus portée par les muscles du col, la parole abolie, et la déglutition même difficile. J'annonçai une fin prochaine, et proposai un essai de faradisation. On comprend que c'était sans le moindre espoir, et dans un but d'expérimentation. Je trouvai la peau du dos et des lombes complètement insensible, même au maximum du courant de deuxième ordre. Il n'en était pas de même des muscles, qui se contractaient assez énergiquement sous l'influence d'intermittences d'abord éloignées, puis plus rapides, du courant de premier ordre. Le lendemain de cette première séance (5 mars), qui avait duré au moins vingt minutes, ne trouvant pas l'enfant plus mal, je recommençai et continuai les jours suivants, encouragé par la mère, qui me dit au bout de cinq séances entrevoir une amélioration manifeste : l'enfant avalait bien, parlait mieux, saisissait quelques objets avec les doigts; les attaques avaient diminué de moitié. Sachant que l'excitation électrique a le privilége de provoquer des crises chez les épileptiques, les hystériques, chez les névropathiques en général, ignorant alors qu'on l'avait employée ou qu'on devait l'employer dans des cas analogues, je fus frappé de ce commencement de résultat. Muni de mon appareil prêt à fonctionner, je me mis, enhardi par une immunité que je tenais à bien constater, à la piste d'une attaque. Elle se présenta bientôt très-intense, au bout de dix secondes; mes excitateurs humides étaient placés, l'un à la nuque, l'autre au milieu des lombes, l'instrument donnant le maximum de deuxième ordre avec deux piles. L'effet fut instantané ou à peu près : la crise, qui durait ordinairement de quatre à huit minutes, s'arrêta avant l'expiration de la première.

Le temps me manque pour donner à cette intéressante observation tous les détails qu'elle mériterait. Je dirai seulement qu'à la suite d'un traitement faradique d'un mois ou six semaines, avec application, tantôt sur le rachis, tantôt aux membres inférieurs, environ quarante-cinq à cinquante séances, dont mon illustre confrère et ami le docteur Serre d'Uzès, venu d'Alais à Lons-le-Saunier pour affaire de clientèle, a été plusieurs fois témoin et qui l'avaient singulièrement intéressé, notre petite malade put se relever, marcher et exécuter toutes ses fonctions; seulement les mouvements étaient restés un peu lents, la parole traînante, et les idées trop naïves pour son âge; de plus, son visage s'épanouissait trop souvent dans un sourire un peu niais. Mais les attaques, réduites à une ou deux par jour, n'avaient pas cessé; cette persistance m'inquiétait et m'engageait à continuer. Les parents ne furent pas de cet avis, prétendant que la nature ferait le reste. Il en résulta une sorte de rechute infiniment moins grave que les accidents si effrayants dont on vient de tracer le récit; et actuellement l'enfant, sauf un reste d'hébétude, de fixité dans le regard, a pu recommencer ses études et se livrer, à peu de choses près, aux habitudes et aux exercices de son âge. Les attaques qui reviennent tous les deux ou trois jours, consistent simplement dans une succession de contractions spasmodiques, qui durent quelques secondes et n'arrêtent pas l'enfant, qui peut continuer à marcher et jusqu'à un certain point maîtriser ses mouvements pendant leur durée. Partout la peau est revenue à la sensibilité normale (1).

La prédominance lymphatique héréditaire chez cette enfant, les symptômes observés par moi-même, qui avais suivi sa santé dès l'âge le plus tendre, ceux dont mon confrère avait été témoin pendant mon interrègne médical, semblaient former avec le saisissant tableau de la maladie arrivée à son apogée un tel enchaînement pathologique, que mes confrères et moi, nous crûmes positivement à une affection grave des centres nerveux, probablement de nature tuberculeuse. Mais comment se rendre compte de cette action non douteuse de la faradisation? Je dis non douteuse : car, très-surpris des premiers effets produits, ainsi que M. Duchenne avoue l'avoir été lui-même la

(1) Au moment où nous écrivons ces lignes, nous lisons sur l'*Électricité médicale* (juin 1857), l'observation extrêmement intéressante, communiquée par le docteur J. Briand, médecin de l'Hôtel-Dieu de Rennes, d'une jeune fille de 26 ans présentant depuis plus de six mois, à la suite d'un violent chagrin, une aliénation mentale avec catalepsie bien constatée, guérie en 12 séances par l'électro-puncture.

Le sujet de l'Obs. IV, après plusieurs rechutes n'ayant jamais atteint le quart de la gravité des symptômes décrits ci-dessus, et toujours avantageusement modifiées par la faradisation, se trouve actuellement dans la même position que celle signalée à la fin de l'observation. Ces attaques moins fortes, comparables au vertige appelé le petit mal épileptique, cette tendance aux rechutes, et avec tout cela la continuation du développement physique, me font supposer chez ce sujet l'existence d'une affection organique de l'encéphale.

(Décembre 1857.)

premièrefois qu'il fit cesser d'un seul coup et comme
par enchantement un accès d'angine de poitrine que
plus tard il parvint à guérir par l'électricité, comme
lui j'aurais cru à une simple coïncidence, si je ne
m'étais plusieurs fois, par la répétition du même phé-
nomène, assuré de sa réalité. D'ailleurs, si, en s'appuyant sur la persistance de quelques légères convulsions et l'abaissement de l'intelligence, on penchait
voir encore dans l'état actuel une affection des
centres nerveux, on n'en trouverait que plus avanta-
geuse et plus extraordinaire l'intervention de l'électricité. En résumé, sans vouloir en rien conclure,
enregistrons ce fait intéressant, et, quelque imprévu
et inexplicable qu'il paraisse, rappelons-nous que,
plus que toute autre science, la thérapeutique vit de
découvertes, et qu'un fait bien observé ne tarde pas
à en appeler d'autres.

OBS. IV. — *Paraplégie complète précédée de symptômes
cérébraux ; anesthésie complète et abaissement remarquable de la température de la peau des membres inférieurs ; guérison en deux mois par la faradisation.*

Au commencement d'avril dernier, je fus appelé en
Bourgogne (50 kil. de Lons-le-Saunier), à voir une jeune
fille clouée dans son lit depuis sept mois. Joséphine
Gazeaux, développée à 14 ans comme on l'est à 18, avait
été prise, dans le courant de l'été 1856, d'une céphalalgie sus-orbitaire, qui peu à peu devint tellement violente
qu'elle s'accompagna parfois de vertiges, d'éblouisse-

ments, au point d'anéantir subitement la vue et de la forcer à s'asseoir. J'ignore le traitement qui fut employé à combattre ces accidents, et j'ai lieu de croire qu'il fut très-peu actif : ce qu'il y a de certain, c'est qu'au bout de quelque temps, la céphalalgie ayant diminué, des douleurs vagues et obscures furent ressenties dans les lombes et plus tard dans les jambes. Celles-ci perdant peu à peu de leur force, la déambulation devint pénible, de plus en plus difficile, et la malade dut ne pas quitter son lit. Après l'avoir examinée avec beaucoup de soin, et fait rapidement sur le rachis et les membres inférieurs une tentative de faradisation, soit au moyen du balai métallique, soit avec les excitateurs munis d'éponges mouillées, je constatai : 1° que cette jeune fille n'avait en apparence aucune maladie organique, que ses organes intérieurs étaient bons ; 2° que la menstruation, qui avait commencé quelques mois auparavant, se faisait régulièrement ; 3° qu'à part les extrémités inférieures et la vessie, qui parfois ne retenait pas les urines, aucun point du corps n'était paralysé ; 4° que depuis le niveau du sacrum jusqu'à la pointe des pieds, la calorification des téguments était tellement défectueuse, qu'il était impossible de les réchauffer ; 5° qu'ils étaient à peu près complètement privés de sensibilité, au point qu'une aiguille enfoncée était à peine sentie ; 6° enfin, que la contractilité musculaire, surtout celle des muscles extenseurs, était excessivement affaiblie. Après avoir mûrement réfléchi à l'ensemble de cet état pathologique, prenant en considération l'âge de la malade, sa constitution, qui me semblait bonne et exempte de vices héréditaires, sa ferme volonté de se guérir, soutenue par une intelligence au-dessus de sa position sociale, et puis, il faut bien le dire, encouragé par mes précédents succès, j'eus la hardiesse de promettre à ses parents une guérison assurée, si l'on se décidait à la mettre entre mes mains pendant deux ou trois mois. Quand elle me fut amenée couchée, le 24 avril, quinze jours après ma visite, et installée dans ma propre maison, je remarquai chez elle une pâleur mate de la peau du visage, l'impossibilité pour ses yeux d'entrevoir le moindre rayon de lumière, et de lui ôter le bandeau qui les couvrait sans cesse, excepté la nuit ; elle se plaignait constamment, tantôt de maux de tête, tantôt de douleurs d'estomac ; ne se tenait qu'avec peine et quelques instants seulement assise sur son lit : seules ses mains avaient conservé assez de force. Malgré cet ensemble de symptômes, qui ne laissaient pas que de me faire repentir de ma promesse un peu téméraire, dès le premier jour je consacrai une séance aux membres inférieurs. Après avoir continué ainsi une seule séance par jour pendant cinq jours, je voulus faire sur le rachis une tentative qui fut malheureuse, puisqu'elle fut suivie d'un état fébrile qui m'obligea à suspendre le traitement pendant trois jours. Plus prudent désormais, je n'augmentai que progressivement la durée des séances et l'intensité électrique. Dès la sixième séance, la malade sentit la chaleur revenir à la peau en même temps que la sensibilité ; elle pouvait facilement mouvoir ses jambes dans son lit ; mais elle se trouva très-mal de l'essai, qu'après huit séances on voulut faire, de la poser sur ses jambes, qui refusèrent toute espèce de service. Je défendis toute tentative nouvelle pendant quinze grands jours ; et enfin, au bout de ce temps, elle put se tenir quelques minutes debout au moyen de deux béquilles. N'oublions pas de dire que, la vision s'étant singulièrement fortifiée, au bout de quinze jours j'avais pu la déshabituer de son bandeau, ses yeux pouvant supporter une lumière modérée ; aucun écoulement involontaire d'urine. Peu à peu elle commença à faire quelques pas à l'aide de ses béquilles ;

alors les progrès devinrent tellement rapides, qu'elle put descendre et monter les escaliers. Dans les premiers jours de juin, elle remplaça une de ses béquilles par une simple canne, quitta successivement les unes et les autres, pour marcher sans aucun aide le 27 du même mois. Puis enfin, le 2 juillet, au grand ébahissement de son grand'père, qui ne peut en croire ses yeux, elle peut, seule et sans secours étranger, faible encore, mais complètement guérie, monter dans la voiture qui l'emmène dans son pays. Ai-je besoin d'ajouter qu'outre la cure de la paralysie, la santé générale de cette jeune fille subit une restauration telle, que les personnes qui l'avaient perdue de vue pendant son séjour à Lons-le-Saunier, la considèrent en quelque sorte comme métamorphosée?

Les quatre faits dont je viens de retracer l'histoire un peu longue peut-être, parce que je tiens à laisser à chacun d'eux sa physionomie particulière, s'ils diffèrent au point de vue étiologique, se lient entre eux par l'état pathologique et le résultat thérapeutique. Mais je vais plus loin : en rapprochant mes observations de celles consignées dans le savant *Traité de l'Électrisation localisée*, et de quelques-unes puisées à d'autres sources, je me demande s'il ne serait pas avantageux, pour des motifs que j'essaierai de développer, de ranger toutes les paraplégies, à l'exception de celles dues à des causes traumatiques, en deux grandes classes : la première contenant celles qui dépendent d'une lésion quelconque des centres nerveux, et réclamant en général un traite-

ment approprié et le plus souvent extra-électrique;
dans la deuxième, toutes les autres, même celles de
nature hystérique, sous le nom de *paraplégies essentielles*, appellation vague et peu significative, j'en
conviens, mais qui, dans l'état actuel de la science,
n'engage pas l'avenir. A ces dernières surtout est ré-
servée la thérapeutique électrique. Je n'entrerai pas
dans le détail des signes distinctifs des maladies de
ces deux différentes classes, ce sujet ayant été traité
bien mieux que je ne saurais le faire, et l'avenir réservant, je le crois, à cet égard, une certaine puissance de diagnostic au moyen que je préconise. Restent les cas douteux (et ils ne manquent pas dans la
pratique), ayant de l'analogie avec l'observation n° 1.
Eh bien! en présence d'un cas semblable, un médecin doit-il rester indécis et inactif ? Ne trouverait-il
pas dans les observations citées un encouragement,
une excuse même à des tentatives électriques, dans
la supposition où il n'arriverait pas à des résultats
avantageux ? « Les succès sont imprévus, le pronos-
« tic est couvert de nuages : » ainsi s'exprimait, il y
a deux ans, M. Duchenne, de Boulogne. Qui sait si
depuis deux ans, grâce à ses travaux incessants, ces
nuages n'ont pas fait place à un commencement de
lumière? Quoi qu'il en soit, si j'osais avancer quelque
chose après une aussi importante autorité, je dirais
que cette assertion, dès maintenant, ne saurait être

acceptée dans toute sa rigueur. Sans me prévaloir de l'heureuse issue obtenue dans l'observation n° 4, et tout en convenant du caractère un peu hasardeux de mon pronostic dans cette circonstance, je crois qu'un médecin un peu exercé, après un examen approfondi, qui lui permette de constater l'absence des signes se rapportant aux affections que nous avons placées dans la première classe, à supposer même, ce qui n'arrive pas toujours, qu'il ne puisse entrer bien avant dans l'étiologie, je dis que ce médecin pourra porter un pronostic justifié par le succès. Si l'on me demande maintenant quelque chose de plus précis, des règles, des lois, je répèterai humblement que le but de ce petit travail est moins ambitieux, j'avouerai que l'étude des paraplégies est encore loin, sous le rapport du pronostic et du diagnostic, de la précision pour ainsi dire mathématique due aux magnifiques travaux de M. Duchenne, désormais entrés dans le domaine de la science, travaux relatifs aux paralysies traumatiques, des nerfs mixtes, saturnines, et à celles des muscles de la face ; mais ma conviction est qu'à force d'études et de faits bien observés, nous arriverons plus tard à quelque chose d'approximatif.

Or, déjà nous possédons un moyen de pronostic et de diagnostic qui, pour être moins précis et moins rapide dans sa manière d'opérer, ne me semble pas à dédaigner. Ce moyen, c'est encore l'électricité. Etant donnée une paraplégie de la deuxième classe, aussi douteuse, aussi obscure qu'on voudra le supposer, demandez, exigez, avant de porter votre pronostic, une expérimentation de quelques séances; certes, dans un cas aussi grave, alors que les moyens les plus rationnels ont échoué, aucun malade ne refusera de s'attacher à cette ancre de salut. Faradisez une ou plusieurs fois, prudemment, timidement même, brièvement surtout en commençant; opérez sur les pieds et les jambes d'abord, les cuisses et les muscles fessiers ensuite; quelquefois, et de préférence chez les individus du sexe masculin, commencez par le système cutané. Si, pendant et après ces opérations, les douleurs faradiques ne retentissent pas ou se font sentir peu vivement du côté des centres nerveux; si, ensuite de deux ou trois expériences, la percussion ne donne lieu à aucune douleur localisée aux vertèbres, s'il ne survient ni érysipèle, ni agitation trop forte, ni mouvement fébrile bien constaté, si le malade continue à dormir et à se nourrir passablement; si surtout, de peu sensibles ou d'insensibles au contact électrique, les membres, peau et muscles, séparément ou ensemble, perdent de leur anesthésie, ou même s'ils s'habituent assez facilement à la faradisation dans les cas les plus rares d'hypéresthésie, allez en avant, persistez : c'est un succès assuré ou au moins très-probable. Dans le cas contraire, abste-

nez-vous, sauf à faire plus tard de nouvelles tentatives. Qu'on ne croie pas qu'il y ait danger ou inconvénient sérieux à tenter ce moyen dans les cas où, par
la faradisation elle-même, on arrive à reconnaître des
contre-indications. Nous ne sommes plus au temps où
l'application électrique consistait dans une décharge
quelconqne produisant une secousse aveugle et sans
mesure, ou dans l'action d'une pile infidèle marchant
presque toujours irrégulièrement en des mains souvent peu physiciennes. Je dis donc qu'avec de la prudence et de l'habitude, et à moins d'une persistance
inadmissible, on ne peut jamais nuire sérieusement
au malade, tandis qu'on marche quelquefois à la découverte des plus beaux succès.

Je renvoie à l'ouvrage de M. Duchenne pour l'application de l'électricité à la paralysie hystérique,
n'en ayant eu que peu de cas bien constatés à traiter.
Je dirai seulement, à ce propos, que deux fois chez le
même sujet, la faradisation employée pour une aphonie a donné lieu à des attaques d'hystérie. Dans les
paraplégies essentielles, le balai métallique, qui,
comme on le sait, n'agit que sur la peau, m'a rendu
de grands services et paraît avoir contribué puissam-
ment à l'amélioration de la santé générale, qui laisse
tant à désirer chez la plupart des paralytiques. La
manœuvre qui m'a semblé généralement produire le
plus d'effet, c'est l'électrisation nuancée à l'infini au

moyen de l'interrupteur si ingénieusement placé dans l'instrument de MM. Legendre et Morin, depuis les contractions les plus fortes jusqu'au tremblement, au frémissement et au fourmillement, obtenus en plaçant un des excitateurs humides sur un gros tronc nerveux (le creux poplité de préférence), et l'autre, tantôt sur les tendons, tantôt sur les muscles de tout le membre inférieur. Autant je me suis bien trouvé chez les adultes d'un courant continu et à intermittences rapides, prolongé sans interruption, quelquefois pendant plusieurs minutes, autant il importe, et l'expérience nous l'a prouvé, d'être peu prodigue de ce moyen chez les enfants, qui, toutes choses égales d'ailleurs, supportent beaucoup mieux les intermittences éloignées.

CHAPITRE II.

PARAPLÉGIES PAR LÉSION SPONTANÉE OU TRAUMATIQUE DE LA MOELLE ET DU RACHIS.

Après avoir présenté le tableau de quelques paraplégies de nature plus ou moins obscure, de celles qu'on pourrait généralement appeler essentielles, j'arrive aux paralysies symptômatiques des lésions de la moelle; mais avant d'aborder cette partie plus ingrate peut-être, je dois prévenir le lecteur que je ne me suis décidé à l'entreprendre à titre de complément, que dans l'espoir d'y trouver des points de comparaison et peut-être quelques aperçus nouveaux, dans une question qui est loin d'être élucidée. Mon projet, qu'il se rassure, n'est point de répéter fastidieusement les diverses descriptions des affections du rachis. Je dois me contenter, après avoir cité quelques faits malheureusement peu nombreux, de faire part des réflexions qu'ils m'ont suggérées : j'essaie quelques jalons, en attendant mieux.

Lorsque j'écrivais mon premier chapitre, je ne connaissais que de nom l'ouvrage sur les paraplégies de M. R. Leroy d'Etiolles (1). Aujourd'hui que j'ai lu avec attention cette intéressante et remarquable monographie (assez nouvelle au reste, puisque la seconde partie vient de paraître), je regretterais beaucoup de n'avoir pas connu plus tôt un travail si complet, qui eût pu, au point de vue étiologique, m'aider dans la coordination du mien, si j'avais pu avoir l'idée d'approfondir cette matière difficile.

Le savant lauréat, d'ailleurs, convient lui-même de l'impossibilité d'une classification, « *laquelle, dit-il, ne saurait avoir d'autre base, dans l'état actuel de la science, que la cause productrice* (je m'estime heureux

---

(1) *Des paralysies des membres inférieurs.* — Paris, 1857, ouvrage couronné.

d'avoir émis la même idée avant la lecture du livre cité). Or, comme dans un grand nombre de cas l'étiologie est environnée d'obscurité, une classification méthodique et définitive n'est pas possible quant à présent. » Il existe, à mon avis, un autre obstacle qui s'y opposera longtemps encore, cet obstacle prend sa source dans la nature même des choses. Chaque auteur, avec une prédilection toute paternelle et louable, parce qu'elle est féconde, met en avant et cherche à rehausser, même à son insu, la partie de la science qu'il a le plus et le mieux observée. L'ouvrage en question en est une preuve. N'y a-t-il pas, en effet, un peu d'exagération à placer en première ligne, — parmi les paralysies des membres inférieurs indépendantes d'une lésion des centres nerveux, — celle qui reconnaît pour cause une affection de l'appareil génito-urinaire ?

Je ne suis pas de ceux qui, comme le dit M. Royer, ignorent l'existence de ce fait (et j'en ferais partie que je le déclarerais sans honte). Mais je ne puis m'empêcher de croire à la rareté de cette étiologie, de même que j'ai de la peine à accepter l'hypothèse que l'auteur donne à titre d'explication (1).

_____

(1) « Les paraplégies produites par les altérations des viscères abdominaux, tels que reins, utérus, etc., sont vraisemblablement dues à une lésion du grand sympathique (R. Leroy d'Étiolles, Traité des paraplégies, 1857); » et cette autre : « Les filets du grand sympathique qui président aux fonctions des organes génito-urinaires, peuvent transmettre à la moelle,

J'ai observé, tant dans le cours d'une pratique qui remonte à 24 ans, que durant mon internat à l'Hôtel-Dieu de Lyon et dans les cliniques de Paris, sous la direction des maîtres de l'art, un certain nombre de paraplégies et de maladies des voies urinaires ; j'ai vu les urines troubles, la dysurie, la rétention même complète, précéder quelquefois, dans les affections de la moelle, les signes caractéristiques de celles-ci ; mais les idées de maladie de la vessie ou de ses annexes, auxquelles cette manifestation initiale avait pu donner lieu, ne tardaient pas à faire place au vrai diagnostic. Je n'ai donc jamais vu par moi-même, et j'ai la certitude qu'aucun des nombreux confrères avec lesquels je me trouve en relation, n'ont observé de maladies des voies urinaires ayant donné lieu à la paralysie du *train inférieur*. Un seul cas, — souvenir de l'Hôtel-Dieu, — aurait pu faire exception ; mais je me rappelle fort bien que l'autopsie nous fit découvrir un ramollissement médullaire peu étendu, mais suffisamment constaté. (1)

par l'intermédiaire de leurs nombreuses anastomoses avec les filets médullaires, la souffrance de ces organes, et la moelle détermine la paraplégie par action reflexe. »

(Becquerel], *Traité de l'électricité*, page 177, — 1857.)

(1) C***, étudiant en médecine, après des excès de tout genre, fut reçu à l'Hôtel-Dieu, salle St-Louis, avec un retrécissement de l'urètre et ses tristes conséquences. Les membres inférieurs affaiblis ainsi que l'économie tout entière, ne tardèrent pas à être privés de mouvements et même presque de sentiment; escarrhes au sacrum, suppuration ichoreuse, mort. A l'autopsie, faite avec grand soin, on trouva, outre les désordres

Loin de moi cependant la pensée de nier cette étiologie de la paraplégie, observée et étudiée par plus d'un illustre praticien ; le chapitre Ier de l'ouvrage couronné est d'un mérite et d'une importance scientifiques hors de toute contestation. Cette digression, qu'on voudra bien me pardonner, n'a d'autre but que de prouver combien il y a encore à faire à l'endroit des paralysies, pour arriver à quelque chose de positif, de classique, si l'on veut.

Le travail de M. Leroy d'Étiolles n'en est pas moins une bonne acquisition ; et si un jour il se rencontre, pour chaque espèce de paraplégie, un auteur aussi habile à plaider sa cause et à lui assigner dans le cadre nosologique la place qui lui revient, c'est alors qu'après avoir fait la part de l'engouement, et réduit à leur valeur les prétentions de chacun, l'impartiale science, chargée de précieux matériaux, marchera avec moins d'hésitation vers une classification méthodique de cette partie intéressante de la pathologie.

prévus des organes génito-urinaires, un point ramolli dans la région lombaire de la moelle, et une exhalation séro-puriforme. Cette lésion était-elle cause ou effet ? C'est ce qui n'a pu être éclairci par des chirurgiens fort habiles, MM. Gensoul, Bajard, etc.

ARTICLE Ier.

PARAPLÉGIE PAR AFFECTION SPONTANÉE DE LA MOELLE OU DU RACHIS.

A l'article *Paraplégie*, dans l'ouvrage de M. Duchenne, on lit : « *Il ne répugne pas d'admettre qu'une myélite qui aurait causé une altération de la moelle, guérisse par les moyens appropriés* (on aurait pu ajouter voire même spontanément); *alors, on le conçoit, la force nerveuse revenant aux muscles, la faradisation leur rendrait l'aptitude à réagir, elle rappellerait, comme dans les autres formes de paraplégie, la nutrition et le mouvement.* »

De son côté, dans son traité plus récent sur les *Applications de l'électricité à la thérapeutique*, le docteur Becquerel, tout en déclarant son peu de confiance dans l'électricité employée contre ce genre de paralysie, conseille cependant d'y recourir, préconisant de préférence, dans ce cas, le bain de pied électrique.

Encouragé par ces paroles des maîtres, plus encore que par mes succès, je désirais vivement rencontrer l'occasion de me livrer, avec une prudence qu'un peu d'expérience me rendait facile, à des essais de faradisation sur des sujets atteints d'affections médullaires ou rachidiennes chroniques.

Dans les cas qui se sont présentés et que je vais citer, quoique née de lésions plus ou moins anciennes, la paralysie n'était point arrivée à anéantir tout mouvement dans les membres inférieurs; mais la locomotion était devenue bornée, difficile, et toujours plus ou moins pénible.

Obs. V. — *Myélite chronique avec gibbosité commençante de nature probablement tuberculeuse, paraplégie, insuccès de plusieurs traitements et même d'une 1re tentative électrique, grande amélioration plus tard par la faradisation.*

Désiré Rouget, 23 ans, taille moyenne, barbe et cheveux châtain clair, face pleine sans être bouffie, tronc et membres grêles, a perdu son père d'une phtysie, sa mère par suite de couche, ne présente aucune trace de cicatrices scrofuleuses, n'a jamais rien éprouvé du côté du rachis ou des jambes avant la maladie qui nous occupe.

Il y a un an qu'il me fut présenté dans une maison de la commune de Torpes (Saône-et-Loire), où j'étais appelé près d'un autre malade.

Après un rapide examen, je demandai son transport à Lons-le-Saunier, où il me fut amené le 15 décembre 1856.

Renseignements : malade depuis plus de 2 ans, rhume négligé (sic), douleurs dorso-lombaires. — Traité par plusieurs médecins comme phtysique, — puis douleurs dans les jambes, prises et traitées pour un rhumatisme. Depuis deux ans, les douleurs et la faiblesse du rachis et des membres abdominaux ne lui permettent de faire quelques pas qu'appuyé sur deux bâtons ; sentiment de contriction à la taille, s'exaspérant par le mouvement et le moindre faux pas ; tremblement, fourmillement des jambes et surtout des pieds; fièvre erratique revenant de préférence le soir. Il affirme n'avoir point fait abus de l'onanisme, ne s'être livré à aucun excès. L'examen du rachis offre de remarquable : 1° une légère saillie de la onzième dorsale ; 2° sensibilité assez marquée à la percussion des dernières dorsales et premières vertèbres lombaires. Appuyé des deux mains, le malade fait péniblement quelques pas, la poitrine projetée en avant, avec cette démarche particulière aux paraplégiques, qui s'avancent *en fauchant,* comme on dit; puis il se rassied harassé de fatigue, se plaignant tantôt de sa douleur de ceinture, tantôt d'élancements dans les jambes, la droite surtout. Les urines, qu'il ne rendait, il y a quelque temps, qu'avec difficulté et d'assez grands efforts, sont excrétées à peu près normalement; il y a un peu de constipation, appétit passable.

14 décembre, 1re séance électrique, courant de 1er ordre : contractilité électro-musculaire normale pour les muscles des gouttières vertébrales et fessiers. A partir du haut des cuisses, diminution graduelle de cette contractilité qui est réduite à moins de moitié pour l'appareil musculaire des pieds, surtout à droite. Les membres inférieurs présentent un défaut général de nutrition, mais aucun faisceau musculaire n'est complètement atrophié; sensibilité cutanée peu diminuée. — Du 14 au 24, 8 séances sur les membres inférieurs, de 10 à 15 minutes chaque, intermittences assez éloignées au moyen de l'interrupteur, courant de 1er ordre, bien supportées d'abord, sans retentissement vers l'épine; légère amélioration du mouvement des jambes. Le 26, fièvre plus continue, malaise, lassitude, un peu d'anorexie; — suspension, — 2 moxas de chaque côté de la vertèbre proéminente. Au bout de quelques jours les douleurs augmentent; sé-

jour au lit, ventouses qui soulagent, puis cautères volants. Tout l'hiver s'écoule sans amélioration, seulement la fièvre est réduite à peu de chose, les douleurs beaucoup moins vives, mais la faiblesse plus grande. — Ce n'est qu'en avril qu'on ose revenir à la faradisation. (La gibbosité a plutôt diminué qu'augmenté.) En 3 semaines, 15 séances sur les fesses, cuisses et jambes, amènent une amélioration telle, qu'en mai le malade se promenant avec un seul bâton, peut faire le tour de la ville sans trop de fatigue. Reprise en juin, l'électricité est suspendue par mon absence, et Rouget retourne chez lui dans un état satisfaisant.

Aujourd'hui (16 décembre 1857), il m'écrit que sa santé générale ne laisse rien à désirer, qu'il fait facilement et sans être fatigué une demi-lieue; il peut s'occuper à quelques travaux peu pénibles d'intérieur; ses extrémités se refroidissent avec la plus grande facilité.

Obs. VI. — *Myélite subinflammatoire dorso-lombaire, paraplégie incomplète, insuccès de tout traitement, même de l'électricité, ventouses répétées, grands bains, légère amélioration, retour à l'électricité qui calme les douleurs persistantes et tonifie les membres inférieurs, grande amélioration pouvant être prise pour une guérison.*

Claudine Bouton, femme de chambre au château de Beaurepaire (Saône-et-Loire), 30 ans, constitution faible, santé délicate, habituellement valétudinaire, réglée à 15 ans et toujours assez bien depuis cette époque, a ressenti souvent à partir de cet âge, dans le dos et les jambes, des faiblesses douloureuses (*sic*), avec impossibilité de marcher longtemps, de monter des escaliers sans beaucoup de peine, fatiguée surtout le matin au lever;

elle se lasse bien vite, même des travaux à l'aiguille, et ne peut se maintenir assise sans avoir le dos fortement appuyé. Traitée à Paris pour un état anémique par les toniques, ferrugineux, etc., elle éprouve quelque amélioration, mais n'a jamais cessé de souffrir, de traîner une existence pénible. En avril 1856, deux médecins, après avoir constaté à la région dorsale, de la sixième à la dixième vertèbre et aux lombes de la quatrième, à l'extrémité du coccyx, une sensibilité douloureuse, soit à la pression, soit au contact de l'éponge imbibée d'eau tiède, réunissant ces signes aux renseignements commémoratifs, diagnostiquent une myélite subinflammatoire (saignées, sangsues, frictions mercurielles, iodure de potassium à haute dose, puis ventouses tous les deux jours alternant avec les grands bains) : nulle amélioration. Appelé en consultation, le 11 juillet, je trouve cette malade moins faible, moins amaigrie que je ne devais m'y attendre ; le faciès n'est point mauvais, l'appétit se soutient, pouls à 84 environ, la vessie et le rectum fonctionnent normalement, l'amaigrissement n'est point poussé très-loin, les membres supérieurs conservent une certaine force, ainsi que la voix ; impossible de faire quelques pas sans beaucoup de fatigue; au lit, les mouvements des jambes sont assez faciles et peu douloureux.

On désire essayer de l'électricité : j'y consens sous toute réserve, et sans faire aucune promesse; séance de 10 minutes, courant de 1er ordre, intermittences tantôt lentes, tantôt rapides sur les jambes et les pieds : sensibilité et contractilité normales, aucun effet remarquable ni en bien ni en mal, nul retentissement à l'épine. Trois autres séances, du 11 au 18, sans la moindre aggravation d'aucun des symptômes. Ne pouvant continuer le traitement à si grande distance — 15 kilomètres, — je laisse mon appareil Legendre à mon confrère le docteur Grand-

clément, médecin ordinaire résidant, non sans lui re-
commander la plus grande prudence et l'avoir initié au
maniement de cette machine, qu'il ne connaissait que
depuis le premier jour de son emploi au château (11
juillet).

Manquant de détails sur le nombre, la durée et l'intensité électriques des séances qui ont été données après
les miennes, j'ai lieu de croire qu'on serait allé peut-être
un peu au-delà de ma recommandation, puisqu'après
avoir constaté avec mon confrère, le 18, jour de ma
dernière séance, l'absence de toute aggravation et l'innocuité de la faradisation, je lis sur ses notes : « L'électricité a été mal supportée, suivie d'exaspération des
douleurs, et généralement d'accroissement des symptômes de l'affection. » (1)

D'août à octobre, ventouses tous les deux jours alternant avec les grands bains, fumigations de cinabre,
iodure de potassium : —amélioration sensible.—Octobre,
six cautères qu'on entretient pendant trois mois sans
aucun avantage. — De janvier à fin avril 1857, fumigations, toniques, iodés, dépuratifs, frictions répétées,
tous moyens employés successivement et sans changement bien notable. — Du 15 juin à fin août, électricité
bien supportée, produisant un effet stimulant tonique,
en même temps qu'elle calme comme par enchantement
les douleurs névralgiques.

Aujourd'hui (25 novembre), cette jeune personne marche assez longtemps sans trop de fatigue, se trouve dans
un état général relativement très-satisfaisant, ne conserve
qu'un peu de faiblesse qui est, au reste, dans sa nature,

---

(1) Tout le reste de l'observation est dû à l'obligeante communication
du docteur Grandclément; depuis une 4ᵉ et dernière séance je n'ai pas
revu la malade.

quelques douleurs erratiques et un peu de raide r ; *tout autre qu'un médecin la croirait guérie*, phrases copiées sur les notes de mon confrère.

Obs. VII. — *Rachialgie ancienne, myélite douteuse, affaiblissement considérable des membres abdominaux ; soulagement momentané par le traitement ordinaire, puis par l'électricité ; persistance de la maladie ; reprise du traitement ordinaire, état stationnaire, amélioration marquée et constante, mais peu durable, par l'électricité trop tôt suspendue.*

J..... Compagnon, 46 ans, nerveuse, très-impressionnable, maigre, usée pour son âge, malade depuis 3 ans, a éprouvé d'abord des symptômes d'anémie, des névralgies vagues, les jambes et les pieds glacés, ne pouvant s'échauffer même par l'ammoniaque, les sinapismes, douleurs de reins s'irradiant dans les cuisses et les jambes, syncopes journalières combattues avantageusement par l'éther et les toniques; — la station debout et la marche deviennent difficiles et douloureuses. Le médecin ordinaire croit pouvoir diagnostiquer une myélite chronique (saignées, sangsues, vésicants). Le 11 juillet, visite et consultation avec le docteur Gr***; examen fait, nous constatons aux lombes une douleur diffuse, mal circonscrite, avec des tiraillements, des impatiences (*sic*) dans les jambes, surtout dans les talons, existant assez rarement simultanément; la malade, qui est au lit, qu'elle garde le plus souvent et dans lequel elle se retourne avec peine, peut marcher et même sortir parfois, mais jamais sans douleur ni fatigue; absence de constriction à la ceinture, miction normale, constipation; faciès altéré, maigreur générale; pouls normal, faible; menstruation régulière; appétit, digestion passables.

Exploration électro-musculaire et cutanée : hypéresthésie au niveau du bas du dos et des lombes ; un peu d'anesthésie de la peau des jambes, contractilité musculaire sensiblement diminuée dans les muscles externes des jambes et des pieds. Séance de 12 minutes (1er ordre), mal supportée aux lombes, mieux aux cuisses et aux jambes, n'amenant aucune douleur, aucun accident ; — 4 séances dans 8 jours, comme dans l'Obs. VI : — amélioration légère, mais sensible. N'ayant pas revu la malade, je continue d'après les notes de mon confrère.

Après 30 séances, dit-il, l'électricité avait produit une surexcitation telle, qu'il s'est vu contraint de reprendre et de *continuer pendant cinq mois les ventouses et les grands bains*. Malgré toute ma confiance dans les lumières et la loyauté médicale d'un confrère capable et digne d'estime, j'ai le droit de m'étonner de cette assertion, que le temps ne me permet pas d'éclaircir par de nouveaux renseignements. Ce qui me ferait penser qu'il y a eu de sa part défaut de mémoire, erreur involontaire, c'est que le 23 octobre suivant, c'est-à-dire moins de trois mois après ma dernière séance et moins de deux par conséquent après les siennes, M. le curé de Beaurepaire, chez qui le sujet de cette Obs. est cuisinière, vint pour me remercier, soit de l'amélioration *obtenue par l'électricité*, soit pour aviser au moyen d'y revenir, mon confrère n'étant pas muni d'appareil. « Je suis bien convaincu, disait-il, que l'amélioration serait, à cette heure, considérable, si l'on eût pu continuer un traitement qu'elle supportait bien, et qui à chaque séance lui était favorable. »

Quoi qu'il en soit, voici comment se termine la note du docteur G***. « J'ai repris la faradisation du 17 juin au 15 septembre 1857, sans interruption ; elle a toujours calmé les douleurs pour toute la journée, mais le

plus souvent elles reparaissaient le soir ; en même temps .
les jambes étaient plus fortes ; mais ces effets ne m'ont
pas semblé persister longtemps depuis la cessation du
moyen. »

Renseignements pris depuis peu et à bonne source :
cette femme est dans une position infiniment plus favorable ; elle marche assez longtemps, souffre beaucoup
moins, et s'occupe dans le ménage. Sans la rigueur de la
saison, elle serait venue elle-même m'apporter les renseignements demandés.

Réflexions. Dans le premier de ces trois faits, il est
incontestable que nous avions affaire à une lésion
du rachis ayant entraîné une compression et certai-
nement aussi une irritation plus ou moins considérable de la moelle ou de ses membranes. Les douleurs
rachidiennes initiales coïncidant avec de la toux, et
un certain dépérissement chez un sujet dont le père
était mort phtysique, pouvaient en imposer pour une
maladie de poitrine,—ce qui eut lieu, — mais bientôt
les élancements, les fourmillements des jambes et
des cuisses, la ceinture névropatique, pris pour un
ensemble rhumatismal, eussent dû éveiller l'attention et mettre sur la voie du vrai diagnostic. Il n'en
a pas été ainsi, et la gibbosité même a échappé, par
défaut d'examen. Qu'en est-il résulté ?

Pensant que l'affection était déjà assez avancée, vu
l'époque éloignée de son début, en face d'un sujet
lymphatique, affaibli et amaigri par de longues souf-

frances et le défaut d'exercice, qui ne m'accordait d'ailleurs pour le traitement qu'un espace de temps assez restreint, j'ai cru devoir faire une tentative électrique. Elle est restée infructueuse, et cela devait être, Rouget n'ayant subi aucun traitement rationnel ; j'aurais dû préalablement le soumettre à un régime, à un traitement approprié ; pendant ce temps, j'aurais pu m'assurer du chemin déjà parcouru par l'affection, et arriver à la faradisation d'une manière plus rationnelle. L'amélioration très-remarquable, pour ne pas dire plus, obtenue dans ce cas, est due, j'en conviens, autant au régime, aux moyens hygiéniques et à la thérapeutique locale et générale, qu'à l'électricité, quoiqu'on ne puisse nier l'avantage remporté par celle-ci, avantage susceptible de devenir plus grand, j'en ai la conviction, s'il m'eût été donné de continuer quelque temps encore.

Je reçois (fin janvier 1858) de Rouget, une lettre qui me confirme le changement extrêmement satisfaisant survenu dans sa santé, qui continue à se fortifier ; il marche assez facilement avec une simple canne, malgré la saison rigoureuse, et peut entreprendre un travail peu pénible ; il ne ressent que quelques douleurs peu vives et éloignées.

Quant aux deux malades de Beaurepaire, cherchons avant tout à bien préciser les faits. La première a été vue et traitée à Paris pour une affection médullaire compliquée d'*anémie* ; ici, deux médecins avant moi ont constaté des signes caractéristiques de myélite. D'une part, un premier insuccès de l'électricité tentée inopportunément, prématurément si l'on veut ; de l'autre, le soulagement dû aux antiphlogistiques (saignées locales et générales, bains) chez un sujet affaibli ayant été *anémique*, voilà des motifs péremptoires pour appuyer ce diagnostic. Si l'on eût eu affaire à une paralysie hystérique, chlorotique ou essentielle quelconque, ou eût aggravé la maladie par une thérapeutique antiphlogistique si persévérante, en appauvrissant une constitution débilitée ; et d'autre part l'électricité, cela est probable, eût été acceptée avec avantage par l'organisme. Je dois à la vérité d'avouer que, pour mon compte, je n'étais pas fixé sur la nature du mal, ni convaincu de l'existence d'une myélite ; quoique la malade assurât n'avoir jamais eu de symptômes hystériques, j'espérais, pour elle et pour moi, une paralysie de cette nature, et c'est à ce titre que je consentis à tenter la faradisation. Plus d'un an s'est écoulé entre la première et la deuxième série de thérapeutique électrique. On sait que mon confrère de Beaurepaire déclare que ce traitement, continué du 15 juin à fin août (deux mois et demi), et très-bien supporté, a calmé les douleurs, stimulé et tonifié les membres, mais qu'il n'a pas *paru agir spécialement sur l'affection elle-même*. Je suis heureux, et pour lui et pour un certain nombre de praticiens, de rencontrer et de relever cette dernière phrase. Mais auparavant je dois, en passant, faire une remarque : si mon confrère n'eût pas noté par le fait de l'électricité une amélioration progressive, certes, par prudence, par simple économie de temps, il ne l'eût pas continuée durant deux mois et demi.

Quant à l'action spéciale sur la myélite, il est étonnant, non pour le *profanum vulgus*, qui n'y regarde pas de si près, mais parmi les médecins, qu'on ait dit, répété et même écrit qu'on avait trouvé un remède nouveau *et souverain* à opposer à une maladie (la myélite) considérée jusqu'alors comme incurable, et que ce moyen, c'était l'électricité.

Il y a là évidemment erreur ou malentendu. J'ignore ce que l'avenir nous réserve ; mais quelque partisan que je sois de la thérapeutique électrique, avec **MM.** Duchenne, Bacquerel et consorts, je ne saurais admettre de la part de cet agent stimulant une action favorable sur les affections de la moelle, qui ne sont, après tout, que des phlegmasies aiguës ou chroniques. Hyposthénisante quand on l'emploie contre certaines névralgies avec un mode particulier, l'électricité n'est destinée à combattre avantageusement que les conséquences d'affections médullaires éteintes ou à leur déclin, c'est-à-dire l'affaiblissement nerveux, la paralysie et quelquefois la douleur. Nous avons donc obtenu, et c'est mon confrère qui le déclare, tout ce que nous pouvions raisonnablement demander à ce moyen ; c'est ce que je tenais à bien constater.

Tout en convenant que le diagnostic offre moins de clarté, qu'il laisse même beaucoup à désirer à propos de la deuxième observation, je crois qu'on peut lui appliquer les mêmes réflexions.

Contrairement à ce que nous avons observé pour la première, le traitement, chez la deuxième malade, a été mieux supporté et même avantageux dès le début. L'idée préconçue d'une paralysie hystérique me faisait *à priori*, comme je l'ai avoué déjà, prévoir un résultat différent. Ce n'est qu'après la troisième visite que je crus m'apercevoir d'une erreur que je ne celai pas à mon confrère ; et cependant de plus mûres réflexions, si j'avais repoussé ma première impression, devaient me conduire à un pronostic à peu près diamétralement opposé. En effet, la maladie de l'Obs. VI, quoique ancienne, avait marché d'une manière intermittente, subi plusieurs temps d'arrêt, et la période inflammatoire ou subinflammatoire où elle me fut offerte, ne remontait pas à une date bien reculée, tandis que celle de l'Obs. VII, plutôt névralgique ou nerveuse qu'inflammatoire, ayant d'ailleurs présenté certaines variations, ne s'était jamais assoupie aussi complètement, et semblait offrir un cachet de diversité plus prononcé ; enfin j'aurais dû tenir compte d'une condition toujours importante chez les femmes, la différence d'âge.

Quoi qu'il en soit de cette erreur de pronostic, qui heureusement n'a rien eu de préjudiciable, mon travail s'adressant de préférence aux confrères inexpérimentés, et visant plutôt à la propagande qu'à un but purement scientifique, je dois compte de mes impressions, quelles qu'elles aient été, aux lecteurs qui veulent bien me suivre dans la voie nouvelle où je me suis engagé.

En résumé, dans ces trois cas nous trouvons les résultats prévus et espérés par M. Duchenne : succès plus ou moins grands de la faradisation lorsqu'elle est appliquée en temps utile, c'est-à-dire après que l'affection phlegmasique a cédé au temps ou aux moyens rationnels, effets négatifs ou même offensifs dans le cas contraire.

ARTICLE II.

PARAPLÉGIE TRAUMATIQUE.

Obs. VIII. — *Chute d'un lieu élevé sur le rachis, commotion; paralysie complète des membres inférieurs et de la vessie, légère amélioration par les moyens ordi-naires, avantages marqués de l'électrisation.*

Humbert Pernot, 58 ans, cultivateur à Montmorot,

près Lons-le-Saunier, homme replet, lourd, d'une assez
bonne constitution, tombe, le 29 septembre 1850, d'une
hauteur de 4 mètres environ, le dos portant sur une
barre de bois. Relevé sans connaissance, il la reprend
peu après mon arrivée. Je constate une plaie contuse
avec échymose au niveau de la 9e dorsale, sans enfonce-
ment ni fracture appréciable ; paralysie des membres inférieurs et de la vessie, anesthésie complète de la peau,
pouls faible, lent ; il y a eu 2 vomissements : — saignée,
ventouses répétées, rubéfiants ; — cathétérisme de la
vessie jusqu'au 14 octobre, puis incontinence d'urine.

Au milieu de novembre, la sensibilité et quelques mouvements reparaissent dans les jambes ; on lève le malade,
qui les sent se dérober sous lui. Les frictions irritantes,
aromatiques, toniques, restent, comme on le devine, sans
succès ; sollicité par le malade, je pense à l'électricité ;
mais peu expert à cette époque (il y a 8 ans), je ne possédais
d'autre appareil qu'une pile à auge, dont je ne pus tirer
parti. Un confrère et excellent ami (1) me procura la machine électrique de Loiseau (magnéto-faradique), marchant
au moyen d'un mouvement d'horlogerie ; mais j'étais bien
novice, et mes observations d'alors n'avaient pas la rigueur, la précision désirables. Cependant je me rappelle
qu'à ma 1re séance, le 26 novembre, je n'obtins que des
mouvements fibrillaires et aucune véritable contraction ;
c'était, au reste, mon coup d'essai en fait de paraplégie.
Au bout de 4 à 5 séances, le malade commence à accuser de
la douleur, à mouvoir plus librement les jambes, à rete-
nir ses urines et à les rendre quelque peu sous l'influence
de la volonté. Le 12 décembre, après 12 séances, il peut,
en s'appuyant de chaque main, faire quelques pas ; mais
au bout de quelques secondes, un tremblement violent

(1) Le docteur Fuand, mort du choléra en 1854, victime de son zèle.

et invincible le force de s'asseoir; on continue nonobstant à le faire marcher plusieurs fois par jour, et on voit qu'il ferait des progrès si ce tremblement très-irrégulier, au reste, et beaucoup plus fort à certaines heures, ne venait y mettre obstacle.

Quoique ce malade entêté et peu docile ait refusé obstinément de nouvelles tentatives électriques (il n'y a eu que 17 ou 18 séances), il a fait quelques légers progrès, urine parfaitement, peut marcher, descendre des escaliers et rendre visite à ses voisins, chose digne d'être notée; sa santé générale est meilleure qu'avant l'accident.

Ce fait, le seul que je possède de ce genre, quoique incomplet et laissant à désirer sous certains rapports, n'est pas cependant sans portée.

Il prouve d'abord que dans certains cas on peut avec innocuité complète, et même avec avantage, employer la faradisation à une époque très-rapprochée de l'accident (moins de deux mois), dans les paraplégies traumatiques. Je ne connais et je n'ai lu nulle part de fait analogue; mais je dois dire que sans ce précédent, malgré l'expérience acquise depuis huit ans, je n'oserais peut-être, aujourd'hui, tenter ce qui m'a réussi alors. Il prouve de plus que le traitement faradique, loin de retentir désavantageusement sur les centres nerveux, et en particulier sur le point vulnéré, paraît au contraire contribuer à l'amélioration de l'état général.

ARTICLE III.

PARAPLÉGIE PAR ÉPUISEMENT NERVEUX.

Obs. IX. — *Onanisme, paraplégie, insuccès complet de la faradisation.*

M***, 24 ans, fils de parents très-pauvres, des environs de notre ville, ayant toujours été maigre et chétif, ayant abusé depuis longtemps de l'onanisme, a ressenti d'abord une fatigue, puis des douleurs lombaires avec secousses, tremblements, fourmillements, faiblesse dans les jambes.

Amené à ma consultation, en mars 1856, il ne peut marcher durant quelques minutes, avec beaucoup de fatigue, qu'au moyen de béquilles. Cette constitution détériorée par une habitude invétérée qui n'était probablement pas vaincue, l'ancienneté du mal, l'impossibilité où il se trouvait d'appuyer le traitement d'un régime convenable, étaient des conditions fâcheuses et bien faites pour me décourager; cependant l'espoir de venir en aide, ne fût-ce que par un demi-succès, à cette position misérable, les succès que déjà j'avais enregistrés à cette époque, et puis, il faut l'avouer, le besoin d'expérimentation, l'emportèrent; je commençai par 10 séances, de 10 à 15 minutes, sur les membres inférieurs : la peau était d'une sensibilité moyenne ; les muscles, tous plus ou moins atrophiés, répondaient assez énergiquement à mon excitation, sans retentissement douloureux à l'épine, dont l'examen ne m'avait offert rien de particulier; — la miction était normale. — Après 4 à 5 expériences, le malade, qui prétendait avoir acquis un peu de force, m'avoua, à la 10ᵉ, se trouver au même point qu'auparavant.

Diverses circonstances m'ayant forcé d'interrompre le traitement, je ne me décourageai pas cependant, et je le fis entrer à l'hôpital, dont je dirigeais le service en septembre de la même année. Là, où il se trouvait dans de bonnes conditions d'hygiène et de régime, où il pouvait, jusqu'à un certain point, être surveillé et parfaitement soigné, il m'était plus facile d'observer, de contrôler rigoureusement l'effet de la thérapeutique électrique. Eh bien! je le déclare, pendant et après 25 jours de traitement je n'obtins aucune amélioration, je notai même à deux reprises quelques accidents d'excitation marqués par la douleur, un mouvement fébrile, la diminution d'un appétit vorace, comme il l'est le plus souvent chez les malades de cette espèce. Je dus, quoique à regret, renoncer à pousser plus loin cette médication, dont l'insuccès doit être attribué soit à la cause du mal, soit peut-être à la persistance de cette cause, chose dont il ne m'a pas été possible de m'assurer.

Il m'eût été facile de celer cet échec,—je ne dirai pas ce revers, car le sujet est actuellement dans le même état qu'avant le traitement, — mais en observateur loyal, je dois toute la vérité à ceux qui veulent bien me suivre. D'ailleurs, un résultat négatif même a sa valeur et son enseignement.

Placé sur un petit théâtre où il est difficile, quoi qu'on fasse, d'échapper aux commentaires parfois peu bienveillants du public, ne pouvant dans un cercle restreint, ne désirant même point me créer une spécialité, j'ai dû, dans l'intérêt de la science, parmi les cas qui se sont présentés, choisir ceux qui me semblaient offrir le plus de chances de succès. J'étais si convaincu qu'un début malheureux pouvait compromettre la méthode nouvelle dans un pays où l'on adore la nouveauté pourvu qu'elle soit apportée par des mains non indigènes, que je tenais à faire sans bruit mes premiers essais, me réservant de les mettre au jour plus tard. Donc, sans avoir fait aux parents ou au malade lui-même de promesse positive, je nourrissais un espoir qui avait percé malgré moi, et j'avoue en toute humilité une déception d'autant plus vivement sentie que c'est là, en fait de paraplégie traitée par la faradisation, le seul véritable insuccès que j'aie rencontré.

Y a-t-il des praticiens plus heureux que moi dans le traitement de paralysie de même nature ? c'est ce que j'ignore, n'ayant vu ou lu nulle part de cas analogue soumis à la thérapeutique électrique. Je serais donc tenté de penser, jusqu'à ce que l'expérience prouve le contraire, que la paralysie due à une cause si difficile à détruire et toujours accompagnée de graves désordres dans l'organisme, offre peu de chances de guérison, au moins dans les cas très-avancés. Ceci, au reste, n'est point une conclusion, mais une question que j'adresse au public médical, un fait isolé ne pouvant jamais entraîner de déduction rigoureuse.

ARTICLE IV.

PARAPLÉGIE COMPLEXE, DE NATURE INCONNUE.

Obs. X. — Je ne puis m'empêcher de dire quelques
mots touchant une observation qui, quoique incomplète
et en cours de traitement, ne me semble pas dénuée
d'intérêt et d'à-propos.

Il s'agit d'une jeune fille de 19 ans, amenée de la Bourgogne fin septembre dernier. Belle enfant et bien cons-
tituée jusqu'à l'âge de cinq ans, elle commença dès lors
à faiblir sur ses jambes. Longtemps on y fit peu d'attention ; mais le mal ayant fait des progrès, on se décida à
consulter, et de sept à neuf ans, plusieurs traitements
sur lesquels je manque de détails furent suivis sans le
moindre succès. Découragés et ne sachant plus qu'opposer à un mal dont ils ne pouvaient se rendre compte, les
médecins du pays firent espérer à l'époque de la puber-
té un changement favorable qui n'eut pas lieu. Réglée
à 13 ans, quoique maigre et peu développée, elle vit ses
membres s'affaiblir de plus en plus, et voici sa position
à son arrivée chez moi : maigre, pâle, étiolée, ses traits
tirés sont ceux d'une personne de 30 ans qui aurait
beaucoup souffert; son cou supporte avec peine sa tête
agitée d'un tremblement sénile; ses bras grêles et ses
mains squelettiques se meuvent assez facilement, mais
sans force ; peau écailleuse, rude au toucher, froide sur
toute la surface des membres inférieurs qui sont émaciés,
atrophiés, dans une résolution complète ; sentiment de
lassitude continuelle dans le rachis et les membres ; absence de douleur à la percussion des vertèbres, que la
maigreur rend toutes également saillantes; appétit, pouls

faible, lent ; menstruation régulière durant 10 jours, miction et défécation normales ; l'intelligence est à peu près au niveau de l'abaissement physique. Si cette pauvre enfant, accompagnée de ses parents, n'avait pas entrepris pour me consulter un long voyage, je n'eusse pu, avec d'aussi mauvaises conditions, consentir à tenter quelque chose en sa faveur. Avant de me prononcer sur l'opportunité d'une thérapeutique quelconque, j'exigeai et j'obtins une expérimentation électrique de 20 jours.

Le moment n'est pas venu d'entrer dans les détails d'un fait encore en suspens et qui, j'espère, figurera avec avantage dans un autre compte-rendu ; je dirai seulement qu'après deux mois de faradisation admirablement supportée, sans le moindre accident, même le plus petit malaise, j'ai obtenu : 1° une parole moins lente et plus facile ; 2° beaucoup plus d'animation dans les yeux, la coloration et l'expression générale du visage ; 3° cessation du tremblement musculaire qui était si prononcé au cou ; 4° augmentation notable de la force des membres supérieurs, dont elle peut faire usage pour une foule de besoins, même pour quelques petits ouvrages ; 5° position assise pouvant être prolongée une demi-journée de suite sans fatigue ; 6° changement d'aspect de la peau des membranes abdominaux, dont la musculature s'est un peu développée ; 7° possibilité de faire seule, avec l'aide de béquilles, le tour de l'appartement, quoique sa pusillanimité, causée par la faiblesse morale, exige qu'on la soutienne ou plutôt qu'on fasse semblant de la soutenir, en tenant un pli de sa robe. Si j'avais rencontré chez ce sujet, dont le caractère et le degré d'intelligence atteignent à peine ce qu'on trouve chez un enfant de 6 à 7 ans, la force morale et la volonté que j'ai signalées à propos de mon Obs. IV, chap. Ier, tout me fait penser que j'aurais dès aujourd'hui enregistré un succès complet. Mais la rigueur de la saison et d'autres considérations de famille m'ayant engagé à la rendre à ses parents, je ne reprendrai le traitement que dans deux ou trois mois.

PARALYSIES TRAUMATIQUES
DES NERFS MIXTES [1].

Parmi les applications les plus importantes de l'électricité au diagnostic, au pronostic et au traitement des paralysies, brillent au 1er rang les travaux de M. Duchenne relatifs aux paralysies traumatiques des nerfs mixtes. Grâces à ses immenses recherches à cet égard, aux faits nombreux, concluants et sévèrement observés qu'il produit à l'appui de ses déductions et dont celles-ci ne sont que les corollaires rigoureux, on peut dire que le plus grand nombre des paralysies, atrophies et affaiblissements musculaires des membres, résultats de lésions produites par les agents vulnérants, peuvent être reconnus dans leurs détails les plus minutieux, muscle par muscle et presque fibre par fibre, traités et guéris par la faradisation. Bien plus, ce moyen permet d'annoncer à l'avance, et le plus souvent sans crainte d'erreur, quel muscle, quel faisceau, quel tendon sera le plus rapidement

(1) La longueur de la 1re partie de ce mémoire, jointe aux exigences d'une pratique disséminée, qui, en faisant de nous de véritables médecins voyageurs, nous laissent si peu d'instants pour les travaux de cabinet, m'avait décidé à ajourner ce chapitre. Mais j'ai dû céder à des conseils et j'ose dire à des désirs bienveillants, et le joindre, quelque hâté et imparfait qu'il soit, à la 1re partie. Je réclame donc l'indulgence.

rendu à son état normal, ou restera le plus longtemps réfractaire à l'action électrique.

Ces résultats si brillants que, malgré ma confiance en l'auteur de l'*Électrisation localisée*, j'avais de la peine à les accepter dans leur entier à la lecture de son livre, j'ai été assez heureux pour les reproduire en partie moi-même chez plusieurs de nos braves blessés de l'armée d'Orient. Sous le rapport des conclusions à tirer des observations qui vont suivre, n'ayant qu'à m'incliner devant les hautes et savantes considérations de l'auteur si souvent cité, je serai sobre de réflexions, et ne me permettrai que quelques explications physiologiques à l'adresse non de mes confrères, mais des personnes étrangères à notre art qui veulent bien me prêter leur bienveillante attention.

Avant 1811, les physiologistes ignoraient que parmi les nerfs qui naissent de la moelle, les uns portent la sensibilité, les autres le mouvement aux muscles de l'économie animale.

Ce ne fut qu'à cette époque à jamais mémorable dans les fastes de la physiologie, que le célèbre anatomo-physiologiste anglais Ch. Bell prouva, par des expériences sur des animaux récemment tués, que le sentiment vient des racines postérieures et le mouvement des antérieures. Plus tard, cette magnifique découverte, reconnue par d'autres expérimentateurs, fut constatée d'une manière plus frappante encore par les infatigables vivisections de Magendie, que rien ne pouvait arrêter dans l'ardeur de ses recherches, dont j'ai été, non sans émotion, plusieurs fois témoin au Collége de France.

C'est donc, comme on le sait, de l'entre-croisement répété à l'infini des filets nés des racines antérieures et postérieures que, mélange de sensibilité et de motilité, sont formés les cordons nerveux qui du plexus se distribuent aux membres. De là le nom de *mixtes* qui leur a été donné pour les qualifier et les distinguer, soit de ceux qui ne jouissent que de l'une de ces deux facultés, soit des nerfs de la vie organique.

Eh bien ! en étudiant avec soin, au moyen de l'électricité, les modifications apportées par le *traumatisme* dans les fonctions de ces nerfs, et par suite dans celles des tissus cutané et musculaire des membres qu'ils sont destinés à animer, M. Duchenne a découvert, constaté et inscrit dans son livre diverses propositions qui peuvent être prises pour des lois. Avant donc de passer à l'exposé des faits qui me sont propres, je considère comme nécessaire de rappeler à ceux qui en ont connaissance, et de mettre sous les yeux des nombreux médecins qui ne les ont pas lues, quelques-unes de ces propositions que mes observations sont appelées à confirmer :

1° Les faits sur lesquels elles reposent (ces propositions) étant le résultat de lésions traumatiques des nerfs mixtes, celles-ci offrent un degré de certi·tude presque égal à celui qu'on obtient dans les vivisections.

2° Les paralysies traumatiques en apparence les mêmes et qu'il est impossible de distinguer entre elles pendant les premières semaines, en s'aidant de signes fournis par la séméiologie, diffèrent essentiellement les unes des autres quant à leur marche et à leur gravité.

3° L'exploration électro-musculaire permet de rereconnaître celles dans lesquelles les muscles doivent rester paralysés et s'atrophier, quoi qu'on fasse, pendant un temps assez long, et celles dans lesquelles la paralysie reviendra à coup sûr, rapidement, ou spontanément, ou à l'aide des médications ordinaires et surtout de la *faradisation localisée*, sans passer par l'atrophie.

4° Les paralysies traumatiques les plus graves, celles dans lesquelles la nutrition est profondément altérée, et qui, par cela même, ont été regardées comme incurables, sont pour la plupart susceptibles de guérir ou de s'améliorer par la faradisation appliquée convenablement à une certaine époque de la maladie, alors même qu'elles durent depuis plusieurs années et que les membres sont décharnés.

5° Souvent même, dans les plus anciennes, la guérison au moyen de la faradisation musculaire est plus rapide que dans les paralysies plus récentes de même nature, parce que la lésion du nerf étant guérie, la force nerveuse arrive plus librement aux muscles paralysés.

6° La gravité d'une paralysie consécutive à la lésion d'un nerf mixte est en raison directe de l'affaiblissement de la contractilité et de la sensibilité électriques des muscles auxquels ce nerf conduit l'excitant nerveux.

7° Enfin, l'action thérapeutique de l'électrisation paraît se manifester d'autant plus vite dans un muscle, que ce dernier est plus rapproché des centres nerveux.

Telles sont les principales propositions de M. Duchenne. Arrivons maintenant à l'exposé des faits qui me sont personnels.

OBS. XI. — *Paralysie complète du membre supérieur avec anesthésie et rétraction des fléchisseurs, suite d'une chute, traitement faradique, guérison de la paralysie, amélioration de la rétraction musculaire.*

Crestot, 25 ans, fusilier au 7° de ligne, à bord d'un navire (campagne de Crimée), tombe sur l'épaule du haut d'une batterie. Relevé sans connaissance, il est soigné pendant quinze jours pour les accidents consécutifs à une commotion cérébro-spinale ; mais on ne constate chez lui aucune fracture ou solution de continuité. Rétabli de cet état grave après 6 mois passés dans un hôpital, il rentre en France et est évacué sur notre ville, où le dépôt de son régiment tient garnison.

Le 20 mars 1856, la paralysie complète du membre supérieur gauche, *équivalente à la perte absolue de ce membre*, est constatée par le conseil réuni à l'hôpital, et le général, sur mon offre, me le confie pour essayer sur lui l'électricité. État actuel : le bras gauche est depuis l'épaule dans une résolution complète, pendant, et privé de tout mouvement volontaire; seuls les pectoraux, en se contractant, peuvent lui imprimer un faible mouvement en dedans ; à en juger par comparaison, il ne paraît pas y avoir atrophie ou diminution de volume du membre ; la partie inférieure de l'avant-bras, le poignet et surtout la main sont œdématiés, froids, violacés ; les doigts dans une flexion forcée sont enroulés de manière à blesser avec leurs ongles, depuis longtemps incultes, la paume de la main ; la radiale donne des pulsations faibles et profondes ; santé générale bonne. L'accident remonte à 15 mois.

5 avril, — séance d'essai : grande diminution de la sensibilité cutanée à partir du milieu de l'avant-bras, jusqu'à la main qui est à peu près insensible. Aucun des muscles de la main et de la moitié inférieure de l'avant-bras n'entre en contraction, même au maximum du courant de cinquième ordre. Plus haut, j'obtiens de faibles contractions qui vont en augmentant à mesure que je remonte sur le membre, du moins pour ce qui est des fléchisseurs ; les extenseurs se contractent à peine ; le triceps, seulement près de l'épaule; le deltoïde n'éprouve que des mouvements fibrillaires, mais sans pouvoir détacher le bras du tronc.

Traitement faradique durant quinze jours consécutifs, de quinze à vingt minutes chaque fois, sur les muscles du bras et de l'avant-bras, tantôt avec les excitateurs

rapprochés, tantôt en plaçant l'un sur le nerf médian
et promenant l'autre sur chaque muscle successivement.
— Contractilité à peu près la même, quelques mouvements volontaires au bras, diminution de l'œdème et de
la teinte violacée de la peau. — Au commencement de
mai, la peau et les muscles, mais la première surtout,
présentent presque subitement une exaltation de la sensibilité telle que c'est presque de l'hyperesthésie, et que
je me vois forcé de suspendre ; la main seule est peu sensible, mais la flexion forcée moins intense permet de
tailler les ongles.

Après dix jours de repos dont j'avais profité pour
chercher à étendre les doigts au moyen d'une attelle destinée à vaincre peu à peu la résistance des fléchisseurs,
je reviens à la faradisation. Peu de jours après je constate avec plaisir que le malade peut détacher son membre
du tronc, l'amener et le maintenir quelques secondes à la
position horizontale; l'avant-bras est fléchi assez facilement sur le bras.

Après trois mois de traitement (y compris les jours
d'interruption), dirigé en dernier lieu sur la main et les
doigts, où je n'ai jamais pu signaler de véritables contractions musculaires, voici ce que j'ai obtenu : Crestot peut
mouvoir, porter son membre dans tous les sens; il peut
saluer, saisir un verre, boire, mettre une cravate, etc...
Mais comme la rétraction tendineuse n'est que diminuée
et non vaincue, qu'il existe un véritable raccourcissement de trois à quatre centimètres des tendons des fléchisseurs des doigts, notamment du fléchisseur superficiel,
il ne lui est possible d'étendre les doigts, d'ouvrir la
main, qu'en fléchissant celle-ci sur l'avant-bras de
manière à ce qu'elle décrive avec ce dernier un angle
égal au raccourcissement des tendons, ce qui lui ôte
beaucoup de force et d'adresse. La section sous-cutanée

des tendons du fléchisseur superficiel achèverait cer-
tainement la guérison ; mais Crestot tremble pour sa
pension de retraite. L'ayant obtenue au commencement de juin, il ne peut rester davantage, et, à mon
grand regret, part sans plus tarder pour son pays natal.
Il est vraiment fâcheux que, manquant à ses promesses et
à la reconnaissance la plus vulgaire, il ne m'ait pas donné
de ses nouvelles et appris le résultat de la petite opération
que je lui avais conseillée en le recommandant à un
très-habile confrère et ancien condisciple de la Nor-
mandie.

Obs. XII. — *Coup de feu ayant fracturé et déformé l'articulation du coude, ankilose incomplète des articulations du coude et radio-cubitales ; atrophie, affaiblissement considérables des muscles de l'avant-bras, extension permanente des doigts. Grande amélioration par
le traitement électrique trop tôt suspendu.*

Eymeric, 36 ans, sapeur au 7e de ligne, beau et vi-
goureux militaire, à la suite d'un coup de feu qui lui a
fracturé le coude droit (bataille de l'Alma), est atteint
d'atrophie considérable des muscles de l'avant-bras,
d'ankilose presque complète des articulations du coude et
radio-cubitales, et proposé pour la pension de retraite.

Résultat d'un examen minutieux : le coude a subi une
déformation considérable, sa pointe émoussée et paraissant avoir subi une perte de substance s'est rapprochée
de l'épithroclée; l'avant-bras dans une presque extension
permanente, ne peut parcourir que quelques lignes de
flexion ; les mouvements de rotation des deux os l'un sur
l'autre sont tout aussi limités ; les muscles radiaux et
cubitaux, fléchisseurs, etc., sont réduits au quart à peine
de leur volume; il en est de même pour la main ainsi que

les doigts, maintenus en extension permanente avec raideur et douleur quand on cherche à les fléchir de force. Le bras manque de nutrition générale sans présenter de véritable atrophie, cependant il est lourd pour le malade; les muscles de l'épaule et du tronc ne pouvant le mouvoir sans fatigue, ce membre est constamment tenu par une longue écharpe.

Première épreuve de faradisation : insensibilité presque complète de la peau et des muscles de la main et d'une partie du poignet, absence de contractilité des muscles cubitaux, quelques faibles contractions des radiaux. — Electrisation quotidienne successivement de tous les muscles de l'avant-bras. — Au bout d'un mois, amélioration considérable et imprévue (je dois l'avouer). Les muscles radiaux, les fléchisseurs se contractent très-passablement par la faradisation, ce qui n'a pas lieu pour les autres, quoiqu'ils commencent cependant à le faire sous l'empire de la volonté. Grâces au traitement électrique, secondé par les frictions et les tentatives de flexion de plus en plus étendues et répétés vingt fois par jour, que ce militaire courageux et intelligent fait exécuter avec sa main gauche, d'après mon conseil, à ses doigts et à son poignet, voire même aux articulations semi-ankilosées, après six semaines il peut se livrer à des mouvements divers, tels que : flexion des doigts dont la pulpe atteint presque la paume de la main; tenir sans le laisser tomber un corps un peu volumineux, une pomme, etc.; exécuter seul et sans le secours de sa main gauche des mouvements de rotation, fléchir l'avant-bras sur le bras presqu'à angle droit, et enfin quitter son écharpe. A la fin du deuxième mois, des douleurs vives sous l'influence électrique me forcent à suspendre. Les séances sont reprises au bout de quelques jours, mais à un degré plus faible, et continuées en augmentant insensiblement jusqu'à la fin du troisième mois. Eymeric peut alors faire servir sa main à divers usages, les muscles ont déjà repris de la nutrition ; les os de l'avant-bras se meuvent l'un sur l'autre dans un rayon peu étendu, mais beaucoup plus relativement qu'avant le traitement ; l'avant-bras décrit avec le bras l'angle droit qu'il ne pourra, je crois, jamais dépasser ; on serait tenté d'annoncer dans un avenir peu éloigné un succès complet, n'était la demi-ankilose du coude. Malheureusement il est alors enlevé à mon observation comme le premier.

J'apprends (2 février) d'un de ses camarades par lui chargé de m'offrir des remerciements, que son membre s'est notablement fortifié, qu'il s'en sert pour prendre sa nourriture et a pu se créer des occupations. Je me suis empressé de lui demander des détails plus circonstanciés que j'espère obtenir bientôt.

Obs. XIII. — *Atrophie du bras par suite d'une large perte de substance due à un coup de feu, paralysie, desséchement des muscles de l'avant-bras et de la main, extension permanente des doigts, traitement de 100 jours, guérison presque complète.*

Jaffeux, 25 ans, soldat au même régiment : coup de biscaïen ayant labouré toute la partie antérieure du tiers supérieur du bras gauche, cicatrice adhérente et profonde ; perte de plus de la moitié supérieure du biceps et d'une partie du faisceau interne du triceps; maigreur extraordinaire du bras et de la main qui est maintenue en extension permanente, desséchée et paraissant privée de muscles, contrastant avec la saillie des muscles radiaux et cubitaux, qu'on dirait boursoufflés. Absence à peu près complète de mouvements volontaires, bras en écharpe.

Toute la surface cicatricielle collée à l'humérus est très-sensible à l'électrisation, qui y devient insupportable au bout de quelques secondes ; les restes du biceps se contractent assez bien en formant des bosselures; tous les autres muscles, quoique douloureux pour la plupart au contact électrique, font défaut au point de vue de la contractilité, à l'exception du triceps. Deux mois consécutifs de faradisation sans obtenir autre chose que des douleurs plus ou moins vives. Presque aussi découragé que le malade, je songeais à m'abstenir, lorsqu'après une suspension de quelques jours pendant lesquels il avait, d'après mon conseil, fait usage de frictions huileuses et d'applications émollientes, et pris soin de faire exécuter de force des mouvements de flexion au moyen de la main saine, soit aux doigts, soit à l'avant-bras et au poignet, il m'annonce qu'il commence à pouvoir faire quelques mouvements volontaires que j'ai la satisfaction de constater. La faradisation est reprise, et peut être portée à un degré que nous n'avions pas atteint encore. Sous son influence, la motilité se développe en même temps que la nutrition musculaire ; on croirait que la bouffissure de la partie supérieure de l'avant-bras diminue à mesure; celui-ci est fléchi facilement, mais sans force sur le bras, ainsi que les doigts avec lesquels — chose qui me surprend, Jaffeux est gaucher — il peut signer son nom assez lisiblement.

Si par suite du même motif que les deux premiers, je n'avais eu le chagrin de le perdre au moment où les progrès étaient sensibles, je crois et j'ai même la persuasion que malgré l'énorme perte de substance musculaire du bras, j'aurais obtenu un succès plus remarquable encore que chez les précédents, non au point de vue de la vigueur, de la puissance musculaire (je n'avais pas la prétention de refaire ce qui était perdu), mais sous le rapport de la variété, de la délicatesse des mouvements, que je voyais se développer de jour en jour.

En mettant les résultats obtenus dans ces trois observations en regard des déductions pratiques que j'ai cru devoir rappeler ci-dessus, il me reste peu de chose à ajouter. Sans entrer donc dans les détails d'une application que le lecteur peut faire lui-même, je me bornerai aux remarques suivantes : Au moment où je devais me prononcer sur l'état du membre de Crestot, n'ayant eu encore aucun cas analogue à traiter par la faradisation, je n'avais lu qu'à la hâte et d'une manière superficielle les chapitres qui traitent des paralysies traumatiques des nerfs mixtes ; j'étais donc pris au dépourvu et incapable de porter *à priori* un pronostic qui, dans des conditions opposées, eût pu me faire le plus grand honneur. Je pouvais faire part de mes espérances, mais sans rien préciser, sans affirmation positive. D'ailleurs je me rappelais, vaguement il est vrai, mais assez pour me rendre circonspect, ces lignes qui m'avaient frappé : « *Les muscles qui ont perdu toute leur contractilité et leur sensibilité électro-musculaires, sont destinés inévitablement à s'atrophier, quoi qu'on fasse, et quand la force nerveuse leur reviendra (dans 8 ou 10 mois), on pourra par la faradisation y rappeler la nutrition et le mouvement.* »

Les muscles de Crestot, paraissant de prime abord se trouver presque dans ce cas et n'étant pas atrophiés, je devais me tenir sur mes gardes et ne pas m'exposer, soit à une déception, soit surtout à compromettre les intérêts d'un brave soldat, dans la perspective d'un succès qui pouvait être fort éloigné.

Je n'ai pu porter un pronostic de quelque valeur, d'ailleurs justifié par le succès beaucoup plus tôt que je ne devais m'y attendre, qu'après plusieurs vérifications électro-musculaires éclairées par la méditation du livre de **M. Duchenne**. Plus au courant alors et pénétré de ses préceptes, il m'a été possible d'être plus explicite pour les deux autres en fait de pronostic. J'ai noté chez Eymeric les muscles qui reviendraient les premiers, et annoncé dès le principe du traitement ce que l'articulation du coude et celles des deux os de l'avant-bras pourraient acquérir de mobilité.

Quant à Jaffeux, sachant combien l'électrisation localisée peut développer les restes d'un muscle en partie perdu ou atrophié, j'ai pu dire à l'avance que le bras, malgré la perte de substance, reviendrait longtemps avant la main.

En résumé, ces faits prouvent à l'appui des propositions ci-dessus trois points principaux, savoir :

1° Que la gravité de la paralysie, la difficulté et la longueur de la guérison, sont en raison directe de l'affaiblissement, de la contractilité et de la sensibilité électriques des muscles.

2° Que, comme nous l'avons dit déjà, plus un muscle est rapproché du centre nerveux, plus l'action de l'électrisation y est prompte et manifeste.

3° Que l'exaltation de la sensibilité des muscles, des nerfs et de la peau, résultat de la faradisation localisée, est un signe favorable.

Là se terminent mes réflexions ; mais je ne saurais trop engager mes confrères à les compléter par la lecture attentive du livre de M. Duchenne ; ils y trouveront (4ᵉ partie, chapitre 1ᵉʳ), à côté d'un grand nombre de faits curieux et intéressants, des considérations neuves et de la plus haute portée thérapeutique.

Dans un prochain mémoire, je m'occuperai des paralysies nerveuses, des muscles de la face, de la surdité, de l'aphonie nerveuse, des névralgies faciales, sciatiques, etc., de la paralysie atrophique, graisseuse de l'enfance, etc., etc., considérées au point de vue des applications thérapeutiques de la faradisation.

NOTE POUR L'OBS. IV. — Joséphine Gazeaux, qui est venue me voir en novembre dernier, a fait sous le rapport des forces locomotrices et de l'état général, des progrès tels que sa santé florissante ne laisse plus rien à désirer.

TABLE DES MATIÈRES.

FIN DE LA TABLE.

www.ingramcontent.com/pod-product-compliance
Ingram Content Group UK Ltd.
Pitfield, Milton Keynes, MK11 3LW, UK
UKHW020333130726
13696UKWH00003B/1315